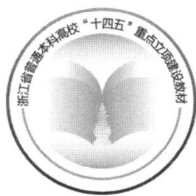

医学机能实验学

主编 陈 光 王红梅

YIXUE JINENG

SHIYANXUE

北京科学技术出版社

图书在版编目（CIP）数据

医学机能实验学 / 陈光，王红梅主编. --北京：
北京科学技术出版社，2025. -- ISBN 978-7-5714-4354
-2

Ⅰ. R-33

中国国家版本馆 CIP 数据核字第 2025RS2832 号

策划编辑：张　田
责任编辑：刘瑞敏
责任校对：贾　荣
责任印制：李　茗
封面设计：龙　岩
版式设计：崔刚工作室
出 版 人：曾庆宇
出版发行：北京科学技术出版社
社　　址：北京西直门南大街 16 号
邮政编码：100035
电　　话：0086-10-66135495（总编室）
　　　　　0086-10-66113227（发行部）
网　　址：www.bkydw.cn
印　　刷：北京中科印刷有限公司
开　　本：787 mm×1092 mm　1/16
字　　数：275 千字
印　　张：12.25
版　　次：2025 年 2 月第 1 版
印　　次：2025 年 2 月第 1 次印刷
ISBN 978-7-5714-4354-2

定　　价：52.00 元

编者名单

主　编　陈　光　王红梅

副主编　汪旭明　罗心静　柯于平

编　者　（以姓氏笔画为序）

丁晓飞　邓建伟　孙东升

陈　洁　潘振宇

内容提要

　　《医学机能实验学》将生理学、病理生理学、药理学三门课程的实验内容有机融合在一起,体现了学科之间的交叉融合,注重学生创新能力的培养。本书由从事机能实验学教学多年的一线教师编写,内容涵盖基础理论和各项机能实验。全书共分八章,包括医学机能实验学概论、实验动物、实验仪器、动物实验基本技术、基础性实验、综合性实验、探索性实验、人体机能实验等。本课程注重素质教育和能力培养,教材编写体现了内容的系统性、规范性和实用性。

　　本书可供基础医学、临床医学、预防医学、口腔医学、医学检验技术、护理学和药学等本科专业教学使用,同时也可作为相关科研人员的参考用书。

前　言

近年来,各用人单位在挑选高校毕业生时有了更高的要求,不仅关注学生的学习成绩,还关注学生的管理能力、动手能力和科研创新能力。这就要求承担着为国家培养高素质人才任务的高校必须主动适应市场需要,顺应高等教育教学改革的发展方向,着力构建有效的大学生素质教育培养体系。提高解决问题的能力和培养创新思维是素质教育的两个重点,它们与实验教学紧密相关。作为创新教育主要内容之一的实验教学必须适应创新教育的发展,满足创新教育的要求。

将生理学、病理生理学和药理学三门课程的实验内容有机结合起来的医学机能实验学课程就是这种新模式的尝试。近年来的实践证明,机能实验的开展达到了预期的效果。它克服了长期以来实验课教学内容依附于理论课教学内容,以验证理论为主,不重视学生各方面能力与综合素质的培养,三门课程的实验内容脱节、重复,制约学科之间的相互交流和相互渗透,不利于学科创新和学生全面发展的弊端。同时,开展机能实验实现了实验资源共享,避免了以往实验教学资源过度浪费的现象。

随着机能实验教学改革的不断深入、实验教学内容的调整及教学硬件条件的改善,虚拟仿真等现代化教学手段已应用于实验教学。为满足机能实验教学的要求,本书参考了近年全国医学院校机能实验教学的改革成果,整合了传统的生理学、病理生理学和药理学实验教学内容,同时加入了虚拟仿真实验内容、部分综合实验和创新性实验项目。

机能实验学改革的目的就是要尽可能利用各种资源,培养学生的动手能力、综合分析能力和创新能力,提高学生的综合素质。

将机能实验学作为一门独立的学科单独设课并考试是一项重大的医学教育教学改革,没有现成的经验可借鉴,再加上不同学校和不同实验室的条件不同,教材的编写面临着很大的挑战,需要不断地总结经验。

本书编写过程中得到了台州学院医学院领导的大力支持,在此一并表示衷心的感谢。由于编写时间和水平有限,不足之处在所难免,恳请广大读者批评指正。

陈　光

2024 年 6 月

目　录

第一章

医学机能实验学概论

　　医学机能实验学将生理学、病理生理学和药理学三门学科的实验内容有机融合,有效地克服了传统单一学科实验内容分散、重复、综合性不足的缺点。通过机能实验,学生不仅可以掌握实验基本操作、学习仪器使用方法,还可以在病理模型制备及药物治疗效果评价的过程中将生理学、生物化学、病理生理学和药理学等知识融会贯通,并应用于临床。学习该课程有利于全面培养学生的自学能力、独立思考能力和科学思维能力,调动学生独立思考、主动学习的积极性,提高学生的临床实践水平。

第一节　学习要求

一、实验前

　　(1)仔细阅读实验指导,了解实验的目的、原理、操作步骤、注意事项。

　　(2)结合本次实验内容,复习相关理论知识,并应用已知的理论知识对实验各个步骤可能出现的结果做出预测。

　　(3)查阅有关文献和书籍,应用已知的理论知识解释该实验各个步骤可能出现的结果。

二、实验中

　　(1)认真听取指导教师的讲解,特别注意指导教师对实验步骤的示教操作及对注意事项的讲解。

　　(2)严格按照实验步骤进行操作,不得随意改动,不得擅自进行与实验内容无关的活动。注意保护实验动物和标本,节约器材和药品。在以人为对象的实验项目中,要恪守注意事项,注意人身安全。

　　(3)实验器材应摆放整齐,布局合理,便于操作。保持清洁卫生,随时清除污物。实验桌上不得放置与实验无关的物品。公用物品在使用完毕后应放回原处,以免影响他人使用。

　　(4)要以严谨、实事求是的科学态度,仔细、耐心地观察实验过程中出现的现象。随时记录出现反应的时间、反应的表现及最后的转归,联系课堂讲授的内容进行思考。

（5）实验操作中遇到疑难问题时，应先设法解决；实在解决不了，再请求指导教师协助。

（6）正确使用仪器，若仪器出现故障，应立即向指导教师报告。

（7）实验小组成员在不同的实验项目中，应轮流进行各项实验操作，力求每人的学习机会均等。在做哺乳类动物大实验时，组内成员要明确分工、相互配合、各尽其职，服从统一指挥。

三、实验后

（1）整理实验用具，所用手术器械擦洗干净并清点数目，请指导教师验收。

（2）实验用具如有损坏或缺少，立即报告指导教师，进行登记或按规定赔偿。

（3）值日生应做好实验室的清洁卫生工作，将存活动物和动物尸体分别放到指定的处所。离室前应关好水、电、门窗。

（4）整理实验记录，认真撰写实验报告，按时上交，由指导教师批阅。

第二节　实验规则

（1）穿着实验服，佩戴口罩和手套。

（2）实验时严肃认真，不得进行任何与实验无关的活动，保持实验室安静。

（3）参加实验者，只有在熟悉仪器和设备的性能及操作要求后，方能动手使用。如仪器出现故障或损坏，应立即报告指导教师，以便及时维修或更换，不可擅自拆修或调换。实验所用的动物按组分发，如需补充，须经指导教师同意方能补领。如物品损坏，根据严重程度由损坏者进行一定的赔偿。

（4）各实验小组的实验仪器和器材独立使用，不得随意挪用或与其他组调换。如需补发或增添，应向指导教师提出，经指导教师同意后方能补领。每次实验结束后应清点实验用具，如数交还。

（5）爱惜公共财物，爱护实验动物，注意节约各种实验器材和实验用品。

（6）保持实验室清洁整齐，除实验指导手册、实验教材及实验记录本外，不要将其他物品带进实验室。实验结束后，应将实验器材、实验用品和桌凳收拾干净。实验动物的尸体及废弃物应放到指定的地点，不得随意乱丢。

（7）实验室的清洁卫生由各实验小组轮流负责。实验结束后一定要注意关好水、电、门窗等，经指导教师检查后，方可离开实验室。

第三节　实验室安全

（1）实验室是教学科研的重要基地，实验室的安全是实验工作正常进行的基本保证。凡进入实验室工作、学习的人员，必须遵守实验室的规章制度，不得擅自动用实验室的仪器设备和安全设施。

（2）实验室工作人员及参加实验的人员必须认真学习实验室的安全条例和安全操作规程。

（3）实验室内的安全设施、标志必须齐全有效。

（4）实验室供电线路的安装必须符合实验教学的需要和安全用电的有关规定，定期检查，及时维修。

（5）实验室要做好防火、防触电等工作，要配备灭火器等消防器材。

（6）实验动物应由专人负责，落实实验动物管理措施。

（7）必须由指导教师亲自开门后，学生方可进入实验室。

（8）所有仪器设备必须在指导教师的指导下按操作规程使用。

（9）水池内禁止扔垃圾和动物标本，以防堵塞。

（10）停水时必须随手关水龙头，关闭实验室前应重新巡视一遍。

（11）实验结束时，必须做到"三关"——关水、关电、关门窗，指导教师及技术人员共同检查。

（12）对实验室存在的安全隐患，要及时向有关部门反映并及时整改。若发生安全事故，应在采取补救措施的同时如实上报有关部门。对造成安全事故者，应根据情节轻重，按有关规定及时处理。

第四节　实验数据的记录与处理

实验数据是实验设计操作与实验结果的关键连接。对实验数据进行归纳、整理、分析后才能得到实验结果。在机能实验中，实验数据的采集与分析是得出实验结果的关键性环节。数据采集过程中引入误差的多少、记录的数据是否完整和准确，以及数据分析是否恰当与充分，常常影响实验结果，因此，实验数据的采集与分析是实验研究人员的基本功。

一、实验常用观察指标

机能实验的实验对象主要包括完整的生物体、某一系统、某一组织或脏器，主要观察施加诸多实验因素时，这些实验对象的机能活动的变化情况。因此，对实验对象的各种变化性质及变化程度的观察就是机能实验的观察指标。概括起来，观察指标包括下面四个方面。

（一）机械性指标

生物体生命活动过程中的一些机械信号，主要表现在相关数值的变化上。对这类数据的采集以使用称量工具或者相应的换能器为主。

1. 张力指标　骨骼肌的收缩性、平滑肌的张力、心脏的收缩力及呼吸运动等实验的主要观察指标就是张力的变化强度及速度。目前，这类实验的信号采集方式多为利用相应的机械换能器转化为计算机能接受的信号后通过计算机显示、记录。

2. 压力指标　血压、胸腔内压和中心静脉压等实验数据可以利用压力换能器转换后记录。

3. **流量指标** 血流量、肺通气量、尿量等实验数据可以依据不同的实验采用不同的仪器记录。肺通气量目前主要用呼吸流量换能器转换,血流量可以采用电磁流量计转换,尿量可以直接用接收容器量取。

(二)生物电信号指标

活体生物的实验机能活动经常以生物电信号的产生、传导及应答为表现形式。常见的生物电信号包括神经干动作电位、诱发电位,以及心电、脑电、胃电、肌电等。对这些生物电活动加以记录所得的数据为生物电信号指标。

(三)生化指标

机能实验的实验对象在生命活动过程中必然会产生许多生化反应,这些反应会引起一系列可记录的生化指标变化。其中,血液成分的变化是主要的生化指标。依据不同的实验目的,也需要观察和记录尿液、体液及其他组织液,甚至毛发等的生化指标。

(四)整体性指标

当以完整的生物体作为实验对象时,生物体常出现体温、形态、感官、行为等方面的变化。如病理生理学休克实验时对体貌的观察,药理学药物毒性实验时对情绪、运动等方面的观察,这些观察指标的结果判定及记录应强调对照。有时观察结果会因观察者的经验及感知不同而不一致,必要时可以通过拍照或录像记录。

随着机能实验学的不断发展,以及现代科学的综合及交叉现象越来越多,机能实验学的观察指标也会越来越复杂,经常需要引入其他学科如心理学、医学形态实验学等方面的指标。

二、实验数据记录的基本要求

规范而严谨的数据记录方式,可以提供整洁有序的实验数据,便于后续的归纳、整理和分析,也便于数据的核查;尤其在出现特别的数据时,可以更加方便地分析该数据的意义。为保证获得高质量的实验数据,实验记录应该包括以下几个方面。

(一)实验的基本情况

本次实验的一般情况,如实验参与人员,实验的时间和地点,主要仪器、试剂和材料的名称、规格、生产厂家等。应认真记录实验编号、实验随机分组等详细信息,便于复核。

(二)观察指标

首先,记录实验对象的基本特征指标。如是整体性实验,要求记录实验对象的年龄、性别、体重等;如是局部组织,应记录取材来源等。其次,记录实验过程中对实验结果的表达和判定有意义的变化。依据不同的实验目的,选择不同的观察指标及该指标的记录程度。如评价肾功能时可以观察尿量的变化,也可以同时观察血生化指标的变化,具体指标取决于实验目的。

(三)记录时间

机能实验的大多数结果是动态变化的,有时还需要经历较长的时间。因此,实验结果的记录也应该体现出随时间变化的动态变化过程,如血压的调节变化过程,只记录血压的最高值和最低值会导致丢失许多信息。在获取一个实验数据时，一般要求同步记录获得数据的时间，这可以准确地反映实验的全过程及动态变化。有些观察指标可以直观地以时间轴上的图形曲线作为记录形式。

(四)记录者和审核者

每份实验数据、每个实验结果都应该有相应的记录者和审核者。记录者要对实验结果的准确性和完整性负责，审核者要对记录者的记录工作行为负责。

三、实验数据的分类

对不同的变量要使用不同的观察尺度。采集到的实验数据依据其性质、类别及精度可以区分为定性数据及定量数据两大类。定性数据是对观察对象的某种属性加以归类并计数所得的数据。定量数据是指对观察对象的某种属性的观察结果，可以用一个数值来衡量，一般带有计量单位。不同的数据采用不同的方法归纳、整理和分析。

(一)定性数据

动作电位的产生是有还是无，药物致惊厥发生与否，尿糖的定性实验可以有一、±、+、++、+++、++++等结果，这类数据都是只观察实验对象的某种属性变化而得到的，称为定性数据，也叫定性资料。实验对象的某种属性只能归类到一个性质中，分类互相排斥，如某人只能是 ABO 血型中的一种。定性数据又可分为无序数据和有序数据。

1. 无序数据　本类数据的分类不存在逻辑顺序，各类别间无优劣比较。统计学中有二项分类与多项分类。二项分类指结果只能有两种，如动作电位的有或者无，实验对象的死或者活。多项分类指结果有多种，如人群的 ABO 血型有 4 种。这类数据在统计分析时，是按类别分类计数汇总的，又称计数资料。组间互相比较多采用 χ^2 检验。

2. 有序数据　数据各类别间有一定的逻辑关系，而且类别间存在递进的度量关系，这类定性数据就是有序数据。如观察碘解磷定治疗有机磷酸酯类中毒的实验中，肌震颤的变化可以用无明显变化、减弱、明显减弱、完全消失来判断。这类数据也叫等级资料，组间互相比较常采用 χ^2 检验或者秩和检验。

(二)定量数据

也称计量资料，数据可以用具体测量的某一数值来表达，通常带有相对应的计量单位。如实验测量动脉血压的变化，往往以多少"毫米汞柱（mmHg）"表示；心率以多少"次/分"表示。这类数据在记录时一定要选择合适的计量单位，并且要有一定的精度，即小数点后数值取舍要合理。

数据类型的分类取决于研究的目的，根据需要，可以将计量资料转化为等级资料或者计数资料。比如用血红蛋白含量研究某人群的贫血情况时，依据研究目的，可以将人群分为贫血组与正常组，这就是计数资料；也可以将人群分为正常组、轻度贫血组、中度贫血组、重度贫血组，这就是等级资料；也可以直接对测定的血红蛋白值进行分析，这就是计量资料。

四、实验数据的评价

采集到的实验数据的质量高低将直接影响实验结果的科学性与可靠性,因此,应对实验数据进行必要的评价。

(一)数据的再审核

首先,评价前要对采集的数据进行再次审核,检查数据有没有过失的记录误差,如小数点错漏、度量换算错漏、抄写失误等,尤其要审核实验数据有没有被人为篡改。其次,检查数据的完整性,即有没有按照实验设计及实验目的记录所有的实验数据。如果出现一些意外情况或者人力不可抗拒因素导致某些数据缺失,应该尽可能在相同的实验条件下补做实验并采集数据。对无法补救的数据,也应该依据专业知识,采用相应的统计学方法做科学的处理分析。最后,还要对数据进行逻辑检查,及时发现不合乎实验情况或者互相矛盾的数据,尽快纠正。

(二)数据的效度

数据的效度是指数据的测量值与真实值的接近程度,也称准确度,它可以反映数据的系统误差。系统误差通常在实验设计以及实验仪器设备、工具与材料的选择等过程中产生。要保证数据的效度,在实验设计时就应该选择科学的实验方法,结果判断与指标选择尽可能采用公认的或者已经被认证了的标准方法。同样,仪器设备、工具与材料也应该尽可能选择优质的,并在实验前做必要的校正。效度的检查与评价包括多方面的内容,具体可参阅相关的统计学文献。

(三)数据的信度

数据的信度是指测量数据与实验结果的可靠性程度,即多次反复实验所得的数据的一致性,它反映了测量的一致性和稳定性,通常与随机误差和系统误差的大小有关。对于不同的资料类型可以选择不同的统计学方法检查相应的信度。一般计量资料可通过计算两组数据或者多组数据间的相关系数来反映信度,而计数资料或者等级资料可用 χ^2 检验的方法来反映信度。

在一组实验数据中,效度与信度都是必须满足的条件。效度高的数据信度必然高,但效度低的数据也可能信度很高,而信度低的数据效度必然也低。

五、实验数据的分析与统计

(一)数据的整理

数据整理的目的就是将原始实验数据系统化、条理化,最好转化为可以被统计工具或者统计软件直接读取的数据。在这个过程中,有必要再一次对数据进行核对,特别要注意记录者在记录数据时有无因理解错误而导致一系列的数据异常。一般计量资料可以整理成频数表的形式,而计数资料或者等级资料可以整理成"行×列"表的形式。

(二)缺失数据的处理

在数据分析时,经过数据的审核与整理后仍然无法补充的某个或者某些数据可依不同的实验目的进行处理。最简单的办法就是弃去产生该缺失数据的实验对象的其他数据,但这种方法损失的信息量较大,有时甚至使分析过程无法进行。因此,应该尽可能地利用已知的实验数据进行分析统计。统计学上有一些办法能估计缺失的数据,但要求高且计算复杂,现实中并不常用。

(三)偏离数据的判断与处理

个别数据与所属群体的偏离程度较高,且经证实确为实验所得时,即为偏离数据。这些数据是实验过程中产生的特别大或者特别小的数据。要先依据相关的专业知识对这些数据进行判定,并仔细寻找实验过程中出现这些数据的原因。如果没有足够的理由,不能随意弃去偏离数据,有些偏离数据常具有重要的提示及进一步研究的意义。如果去除这些数据前后,分析的结果没有大的差异,则可剔除这些数据。如果去除这些数据前后,分析的结果不同,则应给予足够的理由才可剔除这些数据。必要时重复实验再一次获取数据。对于偏离数据是否可以剔除,可采用极差或者标准差估算法来决定。具体可参阅相关的统计学文献。

(四)数据的分析

严谨的实验设计应该依据实验目的,确定受试对象与处理因素,设计实验方法及主要过程,记录主要的实验数据及确定相对应的统计分析方法。依据处理因素的多少,可以将实验数据分为单因素数据和多因素数据。不同的数据采用不同的统计方法,以揭示其内在的规律。

1. 单因素数据分析　常见的机能实验多为单因素实验,所得的数据可用单因素分析。概括起来,单因素数据分析包括两个主要的方面:描述性分析和推断性分析。

(1)描述性分析。描述性分析是整个数据统计分析的起点。最直观的描述就是用图表来反映数据的基本面貌。计数资料与等级资料可以用直条图、构成图、散点图及相应的表格来反映,计量资料可以用线图来反映。接着,就是对数据的统计量进行计算。计数资料与等级资料可以用相对数、构成比来反映集中趋势,计量资料一般用平均数来反映集中趋势。依据数据不同的分布特征,正态分布或近似正态分布的数据一般用标准差来反映离散趋势,非正态分布一般用四分位数间距来反映离散趋势。

(2)推断性分析。这是用实验性样本的参数来推断总体的一般规律的方法,分为参数估计和假设检验两个方面。参数估计的关键是计算反映抽样误差大小的指标标准误。对于正态分布或近似正态分布的数据,总体均数或总体率的95%可信区间估计一般用下述公式计算。

总体均数估计:$(\bar{x} \pm 1.96 s_{\bar{x}})$

总体率估计:$(p \pm 1.96 s_p)$

数据间进行比较时,多采用假设检验。计数资料和等级资料多用χ^2检验,计量资料多用t检验。多组数据进行比较时,多用方差分析。

当数据不符合正态分布,或者数据经过数学变换也不能达到正态分布的要求时,就要选用非参数统计分析,多用秩和检验。

2. 多因素数据分析　当有两个或者两个以上的因素对因变量产生影响时,可以用多因素分析的方法来进行分析。例如,研究药物治疗和心理治疗联合应用对抑郁症的治疗效果。双因素数据分析一般利用相关分析计算相关系数来表示二者间的关联性,如进一步分析二者间的依从性可以用回归分析。多因素数据分析在机能实验学中的应用也越来越多,常见的分析方法有多元线性回归与 logistic 回归,其他诸如主成分分析、COX 分析、生存分析等也有应用。详细的计算分析方法可参阅相关的统计学文献。

第五节　实验报告的撰写

实验报告是在实验结束后写出的简明扼要的书面报告。整理实验结果和撰写实验报告是做完实验后最基础的工作。学生可以对实验过程中获得的感性知识进行全面总结并提高到理性认识的层面,充分了解实验获得的结果,发现尚未解决的问题和实验中应注意的事项,同时提供有价值的资料。撰写实验报告的过程是学生运用所学的医学基本理论对实验结果进行分析、综合,将逻辑思维由经验型上升为理论型的过程,也是学生锻炼科学思维,学会独立分析和解决问题,并准确地进行科学表达的过程。

实验报告一般包括下列几个部分。

1. 实验题目　题目是实验报告的中心思想和主要内容的高度概括。实验报告可用实验讲义上的题目,也可根据实验内容自己拟定。必要时可在题目前加实验序号。

2. 报告人及时间　实验报告应标注报告人的姓名、年级、专业、班级、学号,以及实验日期、地点。

3. 实验目的和原理

(1)实验目的。主要说明实验追求的目标。

(2)实验原理。介绍实验的理论依据,有时候可以酌情省略。

4. 实验材料和方法　扼要写明实验所用的材料、方法和实验操作程序等各项实验条件。由于实验方法和过程多与实验讲义相符,有时也可以直接写"参照讲义"。

5. 实验结果　根据实验目的,对原始记录进行系统、条理的整理、归纳,并做统计学处理。实验结果的表达方式一般有叙述式、表格式和简图式三种。

(1)叙述式。用文字对观察到的、与实验目的有关的现象客观地加以描述,描述时应有时间概念和先后顺序。

(2)表格式。以表格形式记录实验的原始数据能较为清楚地反映观察内容,便于对比。表格应能说明一定的中心问题,应有标题和计量单位。

(3)简图式。包括经过编辑标注的原始记录曲线,经过统计学处理的统计图、表,以及对图、表的说明文字。如实验中描记的血压、呼吸等可用曲线图表示;也可取其不同的时相点,用直线图表示。有些结果可以用照片或者实验记录过程截图来描述。

在实验报告中,以上三种形式常常并用。表格与图表的制作原则上要遵循统计学的相应要求,表格一般应以"三线表"形式为准,简图可以直接应用 Excel、SPSS 等工具绘制而成。

6. 分析与讨论　分析是从理论上对实验结果的各种条件、数据、现象等进行综合性的说明和解释。有些实验结果要经过一定的转换计算,并非实验过程中记录的原始值,分析就是对结果进行说明。如神经传导速度测定,一般是通过记录测量点间距与测量点动作电位的潜伏期来计算的。讨论是从实验过程中记录的结果出发,合理地综合运用专业知识从理论上对其进行分析、比较、阐述、推论和预测。实验中出现的一般性规律与特殊性规律之间的关系应重点阐明。用实验结果提示新问题,指出结果的理论意义及其对实践的指导作用与应用价值。分析实验过程中遇到的问题、差错和教训,以及与预想不一致的原因,思考有何解决方法,提出在今后的实验中应注意和改进的地方。如果出现异常现象,应加以分析,了解研究的目的是否已达到。简言之,这部分主要回答两个问题:第一是为什么,即实验结果是怎么产生的;第二是怎么样,即该结果是否符合预期、有何意义、能说明哪些问题等。

7. 结论　结论是实验工作的概括和总结,文字要简短,不用表和图。归纳报告中能反映事物本质规律的内容,得出结论,结论要与实验目的呼应。

8. 参考文献　应当列出对实验报告有启示或帮助的参考文献。

通过撰写实验报告,学生可以学习和掌握科学论文书写的基本格式,以及图表绘制、数据处理、文献资料查阅的基本方法,并利用实验资料和文献资料对结果进行科学的分析和总结,提高分析、综合、概括问题的能力,为今后撰写科研论文打下良好的基础。

(陈　光　丁晓飞　汪旭明)

第二章

实验动物

机能实验学是将生理学、病理生理学、药理学三门学科的实验内容进行有机融合并优化和发展而形成的一门独立的综合性实验课程。机能实验更加强调生物体内各系统功能有机结合形成的"整体性",主要观察和分析在各种生理条件下不同器官、系统之间互相联系、互相协调的规律,以及患病时内环境出现的紊乱和药物作用的规律。机能实验通常以完整的人或动物为研究对象,通过理论联系实际并与临床、科研紧密结合的实验模式,培养学生基本的科研素养和求实严谨的科学作风,提高学生综合分析与解决问题的能力。

尽管开展人体机能实验和虚拟仿真实验是机能实验教学内容与模式的创新,是实现新形势下医学人才培养目标的需要,但传统的动物实验目前仍然是机能实验的核心内容。机能学的动物实验主要利用各类实验动物完成,因此,在机能实验教学中也融入了实验动物的基本知识,以帮助学生掌握实验动物相关理论及基本的动物实验技术。实验动物是指经过人工培育,对其携带的微生物和寄生虫实行控制,遗传背景明确或者来源清楚,用于科学研究、教学、生产、检定及其他科学实验的动物。实验动物是"活的精密仪器",是现代科学研究的重要组成部分。众所周知,医学、生命科学研究领域中科学实验需要具备 4 个基本要素,即"AEIR",包括动物(Animal)、设备(Equipment)、信息(Information)和试剂(Reagent),由此可见实验动物具有不可替代的重要地位。

以往人们经常含糊地把实验用动物称为实验动物,但两者须做明确区分。实验动物必须具备遗传背景明确或者来源清楚、携带的微生物和寄生虫受到控制、以特定的方法和要求进行人工培育及应用范围明确等特征。而实验用动物泛指一切用于实验的动物,只表明该动物被用于实验这一属性。实验用动物除了包括实验动物,还包括家畜(产业家畜、社会家畜)和野生动物等。因此,实验动物和实验用动物在概念、特征及质量要求等方面有着本质的区别。

合理、正确地选择和使用实验动物,熟练掌握动物实验的方法与技术,是顺利完成实验并获得可靠结果的保证,由此获得的研究资料才有可能为临床试验提供有益参考。实验动物为医学的发展做出了巨大的贡献,因此,在教学、科研中,实验动物的使用者有义务善待实验动物、保证实验动物福利和遵守实验动物伦理原则等。

第一节　常用实验动物的种类及特点

随着科学技术的发展及实验动物研究的进展,实验动物的种类、品系越来越多。生物医学研究中常用的实验动物包括啮齿类动物(如小鼠、大鼠、豚鼠等)、非人灵长类动物(如猴类)、其他哺乳类动物(如兔、犬、小型猪等)、水生类动物(如斑马鱼、爪蟾等)、昆虫类动物(如果蝇等)。实验动物根据微生物、寄生虫等级分类可分为普通级动物(conventional animal)、无特定病原体级动物(specific pathogen free animal)、无菌级动物(germ free animal);根据遗传特点不同,分为近交系动物、远交群(封闭群)动物和杂交群动物。机能学的动物实验主要利用各类实验动物完成,充分了解常用实验动物的特点,针对不同的实验研究目的和要求选择合适的实验动物,是动物实验成功的关键。目前,机能实验中常用的实验动物主要包括:小鼠、大鼠、豚鼠、兔、猫、犬、蟾蜍和蛙等。

1. 小鼠　小鼠属于哺乳纲啮齿目鼠科小鼠属小鼠种。小鼠来源于野生鼷鼠,是经长期人工饲养和培育、品种品系最多、研究最详尽的一类小型啮齿类实验动物。小鼠生长周期短、成熟早、繁殖力强,新生小鼠体重 1.5 g 左右,成年小鼠体重范围为 18～45 g,体长为 10～15 cm,寿命为 2～3 年,不同品系略有差别。小鼠是医学实验中用途最广泛和使用量最大的动物。小鼠体形较小、性情温驯、易于捕捉、操作方便,而且小鼠的实验研究资料丰富、参考对比性强,特别适用于需要大量动物的实验。小鼠在机能实验中主要用于药物的筛选、效价的比较、半数致死量和半数有效量的测定等,也广泛用于避孕药、缺氧、抗感染及抗肿瘤药物等方面的研究。此外,破坏小脑、去大脑僵直等实验也常选用小鼠。作为成熟的实验动物,小鼠具有很多品系,常用的包括 NIH 小鼠、ICR 小鼠、昆明小鼠等封闭群小鼠,BALB/c 小鼠、C57BL/6J 小鼠等近交系小鼠,裸鼠、SCID 小鼠等突变系小鼠等,不同品系对同一刺激的反应性差异较大。常用实验小鼠的体重(g)范围为 18～22。

2. 大鼠　大鼠属于哺乳纲啮齿目鼠科大鼠属大鼠种。大鼠来源于褐家鼠,是经长期人工饲养和培育、体形较大的一类小型啮齿类实验动物。大鼠易饲养、成熟快、繁殖力强,新生大鼠体重为 5.5～10 g,一般成年雄鼠体重为 300～600 g,成年雌鼠体重为 250～500 g,成年大鼠体长不小于 18 cm,寿命为 2.5～3 年。大鼠性情不如小鼠温顺,在受到惊吓或较强刺激时表现凶暴、易咬人,雄鼠间常因斗殴而咬伤。大鼠的遗传学特征和寿龄较为一致,对实验条件的反应也较为近似。大鼠体形较小鼠大、更易于操作,对创伤耐受性较强且具备小鼠的其他优点,因此,大鼠在医学研究中的应用也极为广泛,可用于胃酸分泌、胃排空、炎症、水肿、黄疸、肾功能不全等方面的研究。大鼠的血压与人类接近且较稳定,血压反应较兔敏感,常用于心血管功能、休克、弥散性血管内凝血等方面的研究。大鼠因垂体-肾上腺系统功能发达,也常用于肾上腺、垂体等内分泌功能实验及应激反应实验等。大鼠没有胆囊,可做胆管插管收集胆汁。一些在小鼠身上不便进行的实验可以选用大鼠,常用的大鼠品系包括 Wistar 大鼠、SD 大鼠等封闭群大鼠,F344 大鼠、LEW 大鼠等近交系大鼠。常用实验大鼠的体重(g)范围为 150～300。

3. 豚鼠　豚鼠又名天竺鼠、海猪或荷兰猪,属于哺乳纲啮齿目豚鼠科豚鼠属。豚鼠来源于秘鲁豚鼠,其外形似鼠又似猪,毛色多样,是经过长期人工饲养和培育而成的一类啮齿类实验动物。实验常用白色和三色豚鼠。豚鼠属于晚成性动物,新生豚鼠体重一般为 $50\sim115$ g,成年豚鼠体重为 $350\sim600$ g,体长一般为 $225\sim355$ mm,寿命为 $5\sim8$ 年。豚鼠性情温驯、胆小怕惊,很少咬伤人。豚鼠对各类抗生素尤其是青霉素和四环素族高度敏感,需注意药物毒性。豚鼠对组胺敏感并且易致敏,常用于抗过敏药(如平喘药和抗组胺药)的实验,也是过敏性休克和变态反应研究的首选动物。豚鼠皮肤对毒物刺激反应灵敏且近似于人体,因此还常用于局部皮肤毒物作用实验。豚鼠也常用于离体心脏、维生素 C 缺乏、钾代谢障碍以及酸碱平衡紊乱等方面的研究。豚鼠抗缺氧能力强,不适用于各类缺氧性实验研究,却是缺氧耐受及测量耗氧量研究的首选动物。常用的豚鼠品系包括 FM-MU 豚鼠、Dunkan-Hartley 豚鼠等。常用实验豚鼠的体重(g)范围为 $300\sim500$。

4. 兔   兔属于哺乳纲兔形目兔科真兔属,为食草哺乳动物,来源于家兔,经人工饲养和培育而成,平均寿命约为 8 年。兔的品种很多,在实验室中常用的有大耳白兔、中国本地兔(白家兔)和新西兰兔等。兔易饲养、繁殖率高、性情温顺(便于静脉注射、灌胃及采血),是机能实验教学中常用的实验动物之一。兔的耳缘静脉位置表浅,易于暴露,常用于静脉注射部位选择及止血药物的研究;兔的主动脉神经(即减压神经)在颈部与迷走神经和交感神经分开而单独成束,可用于研究影响呼吸、血压和中枢神经系统功能的因素;兔的消化管运动活跃,可用于消化管特性及平滑肌运动的研究;兔对温度变化敏感,常用于体温实验、致热原检测等;兔也常用于大脑皮质功能定位和去大脑僵直、神经放电活动等方面的实验;兔血清产生较多,可用于制备高效价和特异性强的免疫血清。此外,兔在钾代谢障碍、水肿、酸碱平衡紊乱、炎症、缺氧、休克、弥散性血管内凝血、避孕药等方面的研究中也广泛应用。常用实验兔的体重(kg)范围为 $2\sim3$。

5. 猫   猫属于哺乳纲食肉目猫科猫属,来源于野生和宠物猫,经过人工饲养和培育而成,寿命为 $8\sim14$ 年。猫的大脑和小脑均很发达,是脑神经生理学实验研究中理想的实验动物,常用于睡眠、体温调节、神经活性物质的作用、条件反射、去大脑僵直等方面的研究。猫的血压恒定,较大鼠和兔稳定且更接近于人体,因此观察血压反应时使用猫比兔等更好。猫对强心苷类药物较为敏感,是进行药物筛选和药物作用机制研究的常用实验动物。实验猫的主要品种为虎斑猫,常用实验猫的体重(kg)范围为 $1.5\sim2.5$。

6. 犬   犬属于哺乳纲食肉目犬科犬属,来源于宠物犬,经过人工饲养和培育而成,寿命为 $15\sim22$ 年。国际公认的标准实验用犬为比格犬。犬对外界环境的适应力强,喜欢接近人,易于驯养。犬的嗅觉、听觉均很灵敏,但犬是红绿色盲,不能以红绿色为条件进行视觉反射实验。犬的神经系统、消化系统、血液循环系统都很发达,内脏构造与人类更为相似,是比较理想的实验动物,适用于多种急、慢性实验。犬常用于中枢神经系统实验、条件反射实验、胃肠蠕动和分泌实验、观察药物对心脏泵血功能和血流动力学影响的研究、心肌细胞及浦肯野纤维的电生理研究、降血压及抗休克药物的研究等。由于犬价格较昂贵,在教学实验中不如一些中、小动物常用。常用实验犬的体重(kg)范围为 $9\sim15$。

7. 蟾蜍和蛙   蟾蜍和蛙都属于两栖纲无尾目,分别属于蟾蜍科和蛙科,二者均是变温动物。蟾蜍与蛙易于饲养,基本生命活动与恒温动物相似,且维持离体组织、器官生存的条件较为简单,因此在教学实验中广泛使用。蟾蜍和蛙的心脏在离体情况下仍可有节奏地搏动很长时间,可用于研究心脏生理功能、药物对心脏的作用等;腓肠肌和坐骨神经可用来观察外周神经的生理功能,以及药物对神经、肌肉的作用。蟾蜍和蛙也常用于脊髓休克、脊髓反射和反射弧的分析实验。此外,舌与肠系膜等也是观察炎症和微循环变化的良好标本。

第二节　常用实验动物的选择原则

实验动物是生物医学研究重要的组成部分和主要的实验对象。实验动物种类繁多,使用不同种属、品系,或使用微生物、寄生虫不同等级控制的个体,动物实验结果可能有较大差异。因此,正确选择和合理使用实验动物,在教学、科研和生产中都具有十分重要的意义。

在机能实验中,应根据实验目的和要求的不同,结合各种实验动物的生物学特性来选用适宜的实验动物,以保证实验的灵敏性、准确性和可重复性。实验动物选用的恰当与否,不仅关系到实验方法的简单与烦琐、实验质量的高低、经费支出的多少等问题,更重要的是可能影响到实验结果的正确性与可靠性,以及整个实验能否顺利进行。在选用实验动物时应注意以下原则。

1. 尽可能选用机能、代谢、结构及疾病特点与人类相似的实验动物　医学科学研究的主要目的在于探索人类的生命本质及探讨疾病与健康的关系,不同种属的实验动物对同一刺激物或病因的反应也不尽相同,所以要尽量选择那些机能、代谢、结构及疾病特点等与人类相似的实验动物。一般来说,实验动物越高等,进化程度越高,反应就越接近人类。尽管猴、猩猩等灵长类动物是与人类最近似的理想动物,但此类动物较难获得,价格昂贵,对饲养条件的要求特殊,所以在实际应用中常退而求其次。其他哺乳动物如小鼠和大鼠等,其组织结构和生理生化过程也与人类有许多相似之处,并且价格便宜,易于管理和控制,所以在实验中应用最为广泛。

2. 选用遗传背景明确、具有已知菌丛、模型性状显著且稳定的实验动物　想要动物实验的结果可靠、有规律,得出的结论正确,就应选用经过遗传学、微生物学、寄生虫学、营养学、环境卫生学的控制而培育的标准化实验动物,以排除遗传不均一、个体差异大、携带病原体、患有潜在疾病等因素对实验结果的影响。

3. 选用解剖学、生理学特点符合实验要求的实验动物　利用不同实验动物具有的某些典型的解剖学、生理学特点,可以为实验观察等提供更为便利的条件。例如,兔的主动脉神经在颈部自成一束,便于进行引导降压反射等实验;大鼠没有胆囊且不会呕吐,因此不能用于胆囊功能的观察和催吐实验。如能适当利用解剖学和生理学特点符合实验要求的动物做实验,可减少实验准备,降低操作难度,使实验更容易成功,从而达到事半功倍的效果。

4. 选用对实验处理敏感的种属、品系实验动物　不同种属的动物对于同一种刺激或病因的反应可能存在明显差异,而同种属动物的不同品系对同一种刺激的反应也不尽相同。例如,兔对温度变化较为敏感,而大鼠和小鼠的体温调节不稳定;津白Ⅱ号小鼠较津白Ⅰ号小鼠更容易患癌。因此,实验研究应选用那些对实验因素最敏感的动物作为实验对象。不同种属、品系的实验动物往往会出现一些特殊反应,应根据实验目的选用。

5. 选用人畜共患疾病的实验动物和传统应用的实验动物 有些病因对动物也可引发与人类相似的疾病,故应选择人畜共患疾病的实验动物,由此获得可用于研究病因学、流行病学、发病机制、预防和治疗的良好的动物模型。

6. 在保证实验质量的前提下,选用最易获得、最经济、最易饲养的实验动物 这样做符合节约及动物保护的原则。例如,测定药物的半数致死量和半数有效量通常选用小鼠。

7. 实验动物的个体选择 除应注意以上原则以外,还应考虑到同品系实验动物中不同个体的年龄、性别、生理状态和健康状况等。

(1)年龄和体重。一般而言,年幼动物较成年动物敏感,应根据实验目的选用适龄动物。急性实验常选用成年动物,慢性实验最好选用相对年轻一些的动物。在合格的饲养管理条件下,小型实验动物的年龄是可以根据体重来估计的。

(2)性别。实验证明,不同性别的实验动物对同一刺激的反应也不一定相同。在实验研究中,如对动物性别无特殊需要,可选用雌雄各半;如已证明无性别影响,可雌雄不拘。雌性、雄性动物间有不同征象,通常可根据征象区分性别。

(3)生理状态。在选择个体时,应考虑动物的特殊生理状态,如妊娠、哺乳期等,因为此时动物的反应性变化很大。

(4)健康状况。健康状况不好的动物不能用来实验,否则实验结果会受到很大的影响。以下外部表征可以用于判断动物的健康状况。①总体情况:发育完好,食欲良好,运动自如,反应敏捷。②头部:呼吸均匀,眼、鼻部均无分泌物流出,眼睛有神,结膜无充血,瞳孔清晰,不打喷嚏。③皮毛:皮毛柔软有光泽,无脱毛、蓬乱现象;皮肤无感染症状。④腹部:无膨大,肛门区无稀便及分泌物。⑤外生殖器:无分泌物、无损伤、无脓痂。⑥爪趾:完好,无溃疡、无结痂等。

第三节　实验动物福利与伦理

实验动物在生命科学研究中有着不可替代的作用,人类在医学上获得的重大突破和巨大进步离不开动物实验,实验动物对人类改善健康状况和提高生存质量做出了重大贡献。然而,实验过程不可避免地给实验动物带来了痛苦、伤害甚至死亡。随着社会的发展和人类的进步,实验动物的自身感受、生存环境及实验动物的福利和伦理等问题引起了人们越来越多的关注和思考。动物实验从业人员和科研工作者应人道、科学、合理地进行动物实验,确保实验符合动物伦理学规范,切实做到尊重、善待实验动物,合理保护实验动物,避免实验动物不必要的痛苦、不安及死亡。

实验动物福利是指人类保障实验动物健康和快乐生存权利的理念及提供的相应外部条件的总和。1822年,英国国会通过了人道主义者查理·马丁提出的《禁止虐待动物法令》(又称《马丁法令》),这是世界上第一部动物福利法令。1824年成立的英国防止虐待动物协会(Society for the Prevention of Cruelty to Animals,SPCA)是世界上首个动物福利保护组织。1966 年,美国颁布了第一部保护非农用动物的法规《动物福利法》。动物福利被人们逐渐认识并持续关注,人类对待动物的态度在转变,科学技术的发展也在推动实验动物福利不断进步。目前,国际公认的"五项自由"或"五项权利"为动物福利提供了有价值的指导,包括:①免于饥渴的自由,即保障有新鲜的饮用水和食物,以维持健康和活力;②免于不适的自由,即提供舒适的栖息环境;③免于痛苦、伤害和疾病的自由,即保障享有预防和快速的诊治;④表达主要天性的自由,即提供足够的空间、适当的设施和同类社交伙伴;⑤免于恐惧和焦虑的自由,即保障良好的条件和处置,不造成动物的精神压抑和痛苦。

实验动物伦理是指人类对待实验动物和开展动物实验所应遵循的社会道德标准和原则理念。动物实验和人体试验一样受到伦理道德的约束,但是具体表现和解决之道有所不同,动物伦理学提出了诸如人类应该如何认识动物、对待动物、利用动物、保护动物等一系列问题,促使人类从伦理道德这一全新的角度衡量动物实验研究的价值,继而探索如何在科学研究需求和生命伦理之间的冲突中取得平衡。动物实验伦理准则将帮助人类更理性地认识实验动物在人类科学研究与文明建设中的价值,以及人类在动物实验中应承担的责任。实验动物的伦理原则包括:尊重动物生命和权益,遵守人类社会公德;制止针对动物的野蛮或不人道的行为;实验目的、实验方法、动物处置手段应符合人类公认的道德伦理价值观和国际惯例;实验动物项目应保证从业人员和公共环境的安全等。

1959 年出版的《人道主义实验技术原理》一书,第一次正式提出了动物实验的"3R"原则,随后被许多政策、法规、协议广泛引用。"3R"原则目前已经成为世界广泛认同的动物实验应遵循的动物保护原则,即替代(Replacement)、减少(Reduction)和优化(Refinement)。替代是指使用低等级动物替代高等级动物,或不使用动物而采用其他方法达到与动物实验相同的目的。例如,用体外培养的组织和细胞替代实验动物,采用计算机仿真等模拟动物实验。减少是指为获得特定数量及准确的信息,尽量降低实验动物的使用量;应尽量使用高质量的动物、尽量合用动物、改进实验设计和统计方法,以减少不必要的浪费。优化是指使用实验动物时,尽量减少非人道方法的使用频率,降低危害程度。通过改善动物设施、饲养管理和实验条件,精选实验动物、技术路线和实验手段,优化实验操作技术等方法,尽量减少实验过程中对动物造成的损伤,减轻它们的痛苦和应激反应。

每年的 4 月 24 日是"世界实验动物日",前后一周被称为"实验动物周"。这是 1979 年由英国反活体解剖协会(NAVS)发起的、经联合国认可的、国际性的动物保护纪念日,旨在纪念为人类健康和科学发展做出巨大贡献的实验动物,宣传维护实验动物福利和伦理的观念。

（孙东升）

参 考 文 献

[1]　秦川,魏泓.实验动物学.北京:人民卫生出版社,2015.

[2]　秦川,谭毅.医学实验动物学.北京:人民卫生出版社,2020.

［3］ 刘恩歧.人类疾病动物模型.北京:人民卫生出版社,2014.

［4］ 全国实验动物标准化技术委员会.实验动物　术语:GB/T 39759—2021.北京:中国标准出版社,2021.

［5］ 中华人民共和国科学技术部.实验动物　遗传质量控制:GB 14923—2022.北京:中国标准出版社,2022.

［6］ 中华人民共和国科学技术部.实验动物　微生物、寄生虫学等级及监测:GB 14922—2022.北京:中国标准出版社,2022.

［7］ 全国实验动物标准化技术委员会.实验动物　福利通则:GB/T 42011—2022.北京:中国标准出版社,2022.

［8］ 全国实验动物标准化技术委员会.实验动物　动物实验通用要求:GB/T 35823—2018.北京:中国标准出版社,2018.

第三章

实验仪器

第一节　生物信号采集处理系统

在机能实验中，各种实验现象都需要记录，以便观察和测量。经典的记录装置是记纹鼓，而直接或间接的生物电信号则使用示波器或记录仪观察和记录。随着现代电子技术和计算机技术快速发展，实验仪器微机化、数字化、智能化，实验研究手段不断更新，实验效率大大提高。生物信号采集处理系统是根据电生理实验的特点，将传统仪器的优点与计算机的强大处理功能结合起来的系统，可取代传统的记录仪、示波器和刺激器等实验仪器，主要应用于生理学、药理学和病理生理学等学科的教学与科研实验。本节主要介绍BL-420 生物机能实验系统和 MedLab 生物信号采集处理系统在机能实验中的应用。这些系统一般都由硬件与软件两部分组成。

一、BL-420 生物机能实验系统

BL-420 生物机能实验系统是以计算机为基础的四通道生物信号采集处理系统，包括BL-420A、BL-420F、BL-420S 三种型号产品。

图 3-1 显示的就是 BL-420S 生物机能实验系统主要硬件的前面板结构，包括生物信号输入通道（4 个）、心电信号输入接口、记滴器接口及刺激信号输出口。使用该系统时，应先开启本设备，再开启计算机上相应的软件进行操作。

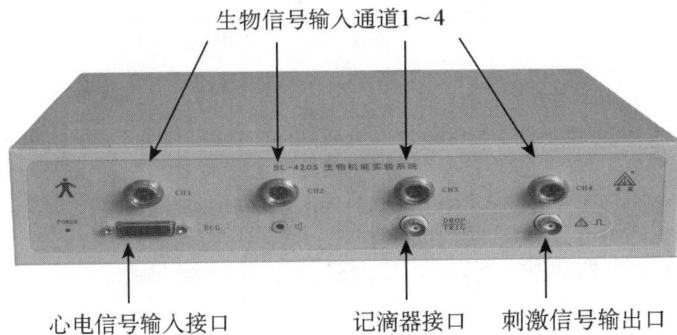

图 3-1　BL-420S 生物机能实验系统

(一)软件主界面

BL-420S 系统使用的信号采集和分析软件 TM_WAVE 是用户与生物机能实验系统交互的唯一手段。通过这个软件,用户可以从事信号采集、显示、分析等一系列工作。

TM_WAVE 软件具有很多功能,下面只对最基本的功能进行介绍。

该软件主界面与办公软件类似,也有标题栏、菜单栏、工具栏、工作区、状态栏等。工具栏中有常用操作的快捷命令,如"系统复位""打开""另存为""打印""打印预览""打开上一次实验配置""数据记录""开始""暂停""停止实验""背景切换与网格线显示""图形剪辑与编辑""添加通用标记"及"帮助"等(图 3-2)。这些快捷命令在实验操作及结果处理中经常用到。

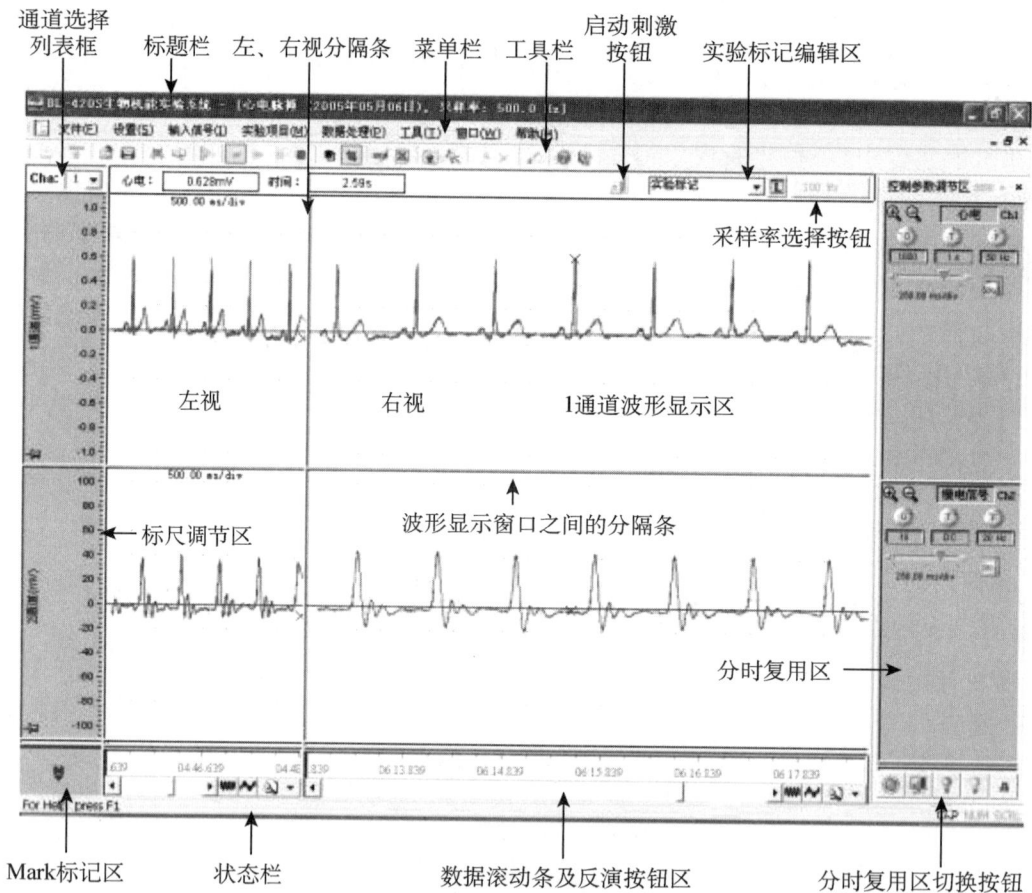

图 3-2　TM_WAVE 生物信号采集和分析软件主界面(可显示 2～16 个通道)

1. 顶部窗口　顶部窗口位于工具栏的下方,波形显示区的上方。顶部窗口由 5 个部分组成,分别是通道选择列表框、当前选择通道的测量数据显示区、启动刺激按钮、实验标记编辑区和采样率选择按钮等(图 3-3)。

通道选择列表框　　　　　　　　　　　　启动刺激按钮　　　　　采样率选择按钮

| Cha: | 1 ▼ | 神经放电 | 38.745 μV | 时间: | 2.13 s | A↓ | ▼ | L | 5 kHz ▼ |

　　　　测量数据显示区　　　　　　　　　　　　　　实验标记编辑区

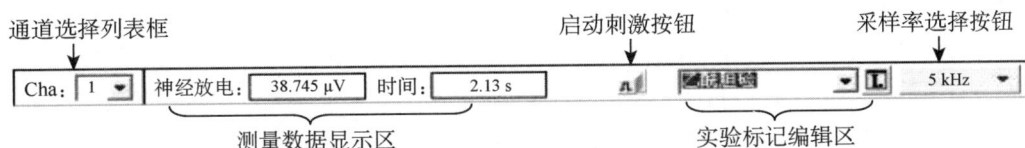

图 3-3　顶部窗口

　　测量数据显示区显示当前测量通道的实时测量最新数据点或光标测量点处的测量结果,包括信号值和时间。启动刺激按钮及采样率选择按钮在实时实验的状态下可用,主要用于启动刺激器和选择系统的采样率。

　　实验标记编辑区包括实验标记编辑组合框和打开实验标记编辑对话框两个项目。

　　单击打开实验标记编辑对话框按钮,将弹出"实验标记编辑对话框"。可以在这个对话框中对实验标记进行预编辑。

　　在实验数据中添加实验标记的方法很简单,先在实验标记编辑组合框中选择一个实验标记,或者直接输入一个新的实验标记并按下"回车"键;然后在需要添加实验标记的波形位置单击鼠标左键,实验标记就添加完成了(图 3-4)。

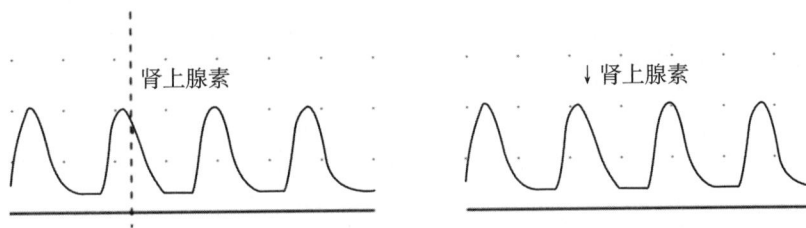

肾上腺素　　　　　　　　　　　　　　↓肾上腺素

图 3-4　实验标记的标记方式

　　2. 底部窗口　　底部窗口位于界面的最下方,由 4 个部分组成,分别是 Mark 标记区、状态栏、数据滚动条及反演按钮区、分时复用区切换按钮等(图 3-2)。

　　Mark 标记是一个用于加强光标测量的标记,它与测量光标配合使用,测量 Mark 标记与测量光标之间的波形幅度差值和时间差值(测量的结果前加一个 Δ 标记,表示显示的数值是一个差值),测量的结果显示在通用信息显示区的当前值和时间栏中。使用时将鼠标移动到 Mark 标记区,按下左键,光标将从箭头变为箭头上方有一个 M 字母的状态。然后,按住鼠标左键不放,拖动 Mark 标记,将 Mark 标记拖放到任何一个波形显示窗口中的波形测量点上方,松开鼠标左键,这时,M 字母将自动落到波形曲线上的对应点。若将 Mark 标记拖到无波形曲线的地方释放,它将自动回到 Mark 标记区。如果不需要 Mark 标记了,只需用鼠标将其拖回到 Mark 标记区即可,拖回方法与拖放方法相同。

　　状态栏显示提示信息、键盘状态及系统时间等,从左到右分为 3 个部分,分别是提示信息显示区、键盘状态显示区和系统时间显示区。提示信息的内容取决于系统当前的具体操作。键盘状态显示大、小写字母切换按钮状态和小键盘数字按钮状态。系统时间显示区显示当前系统时间。

数据滚动条用于实时实验和反演时快速查找和定位数据。拖动滚动条,可以选择实验数据中不同时间段的波形进行观察。该功能不仅适用于反演时对数据的快速查找和定位,也适用于实时实验中将已经推出窗口外的实验波形重新拖回窗口中进行观察、对比(仅适用于左视的滚动条)。反演按钮位于屏幕的右下方,包括波形横向(时间轴)压缩和波形横向扩展两个功能按钮,以及一个数据查找菜单按钮。反演按钮平时处于灰色的非激活状态,当进行数据反演时被激活,可以通过调节这些按钮来调节波形以进行观察。

分时复用区包括控制参数调节区、显示参数调节区、通用信息显示区、专用信息显示区和刺激参数调节区 5 个分区,它们分时占用屏幕右边相同的一块显示区域,通过分时复用区底部的 5 个切换按钮可对这几个区进行切换。

3. 标尺调节区　波形显示区的最左边为标尺调节区,参见图 3-5。每一个波形显示区均有一个标尺调节区,用于调节标尺零点的位置及选择标尺单位等。

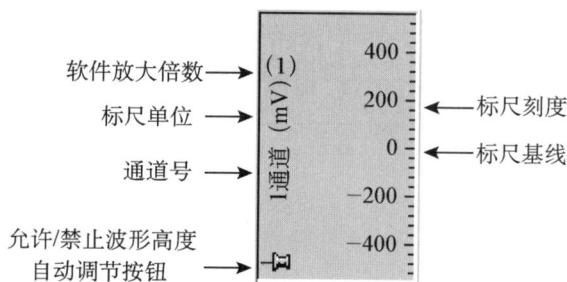

图 3-5　标尺调节区

将鼠标光标移动到标尺单位显示区,然后按下鼠标右键,将会弹出一个标尺单位选择快捷菜单。标尺单位选择快捷菜单分为上、中、下 3 个部分,最上面的 16 个命令用于选择标尺类型,中间的"标尺设置"命令用于设置单位刻度的标尺大小,下面的 3 个命令用于光标测量时选择光标在波形上的位置。

4. 波形显示区　生物信号波形显示区是主界面中最重要的组成部分,实验人员观察到的所有生物信号波形及处理后的结果均显示在波形显示区。实验时可以根据自己的需要在屏幕上显示 1~16 个波形显示窗口,也可以通过波形显示窗口之间的分隔条调节各个波形显示窗口的高度,但由于 4 个或 8 个波形显示窗口的面积之和始终相等,因此当把其中一个显示窗口的高度调宽时,必然会导致其他显示窗口的高度变窄。当需要还原时,可在任一显示窗口上双击鼠标左键,即可将所有通道的显示窗口恢复到初始大小。每个通道的波形显示窗口,都包含标尺基线、波形显示和背景标尺格线三个部分,如图 3-6 所示。

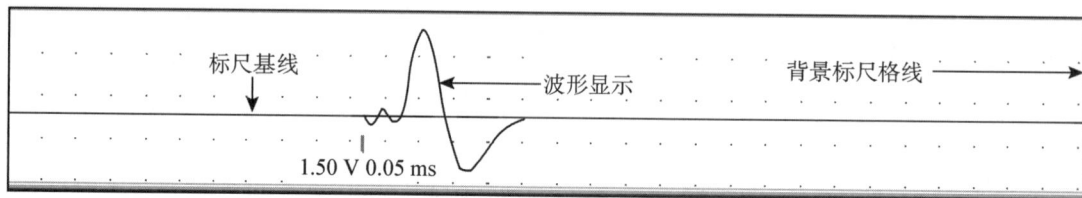

图 3-6　软件生物信号波形显示窗口

在波形显示窗口中还有一个快捷功能菜单可供选择。在波形显示窗口上单击鼠标右键时，TM_WAVE 软件将会完成两项功能：一是结束所有正在进行的选择功能和测量功能，包括两点测量、区间测量、细胞放电数测量以及心肌细胞动作电位测量等；二是将弹出一个快捷功能菜单。这个快捷功能菜单中的命令大部分与通道相关，若需要对某个通道进行操作，直接在该通道的波形显示窗口上单击鼠标右键，选择快捷菜单上的相应操作项即可。比如对某个通道的波形进行信号反向或平滑滤波等操作，参见图 3-7。

5. **通道参数调节**　硬件参数调节区在软件的右端，属于分时复用区的第一个界面（分时复用区包含 5 个可选择的界面，可通过其下方的按钮进行选择），可根据需要调节硬件参数以获取最佳实验效果。参见图 3-7。

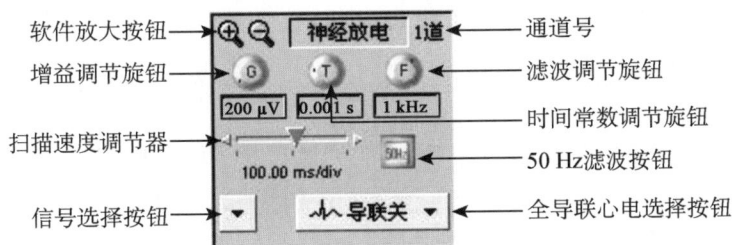

图 3-7　通道参数调节

增益调节旋钮用于调节通道增益（放大倍数）档位。具体的调节方法是：在增益调节旋钮上单击鼠标左键可使该通道的增益增大一档，而单击鼠标右键则使该通道的增益减小一档。

时间常数调节旋钮用于调节时间常数的档位。具体的调节方法是：在时间常数调节旋钮上单击鼠标左键将使该通道的时间常数减小一档，而单击鼠标右键则使该通道的时间常数增大一档。当更改某一通道的时间常数值之后，时间常数调节旋钮下的时间常数显示区将显示时间常数的当前值。时间常数又叫高通滤波，每一个时间常数值对应一个频率值，计算方法为：

$$频率＝1/(2\pi\times时间常数)$$

假设时间常数为 3 秒，那么对应的频率＝$1/(2\pi\times3)＝0.053$ Hz

滤波调节旋钮用于调节低通滤波的档位。

扫描速度调节器的功能是改变通道显示波形的扫描速度，每个通道均可根据需要独立设置扫描速度。

50 Hz 滤波按钮用于启动和关闭 50 Hz 信号抑制功能。50 Hz 信号是交流电源中最常见的干扰信号，如果 50 Hz 信号干扰过大，会造成有效的生物机能信号被 50 Hz 信号干扰淹没，无法观察到正常的生物信号。此时，需要使用 50 Hz 滤波来削弱电源带来的 50 Hz 干扰信号。

（二）开始、暂停、结束实验

双击桌面上的 BL-420 系统软件图标可以进入系统软件。

BL-420 生物机能实验系统软件包含 4 种启动生物机能实验的方法。

(1)选择"输入信号"→"通道号"→"信号种类",为相应通道设定相应的信号种类,然后从工具栏中选择"开始"命令按钮▶。

(2)从"实验项目"菜单中选择自己需要的实验项目。

(3)选择工具栏上的"打开上一次实验设置"按钮。

(4)通过 TM_WAVE 软件"文件"菜单中的"打开配置"命令启动波形采样。

无论使用哪种方法启动 BL-420 生物机能实验系统,软件都将根据选择的信号种类或实验项目为每个实验通道设置相应的初始参数,包括实验通道的采样率、增益、时间常数、滤波、扫描速度等。该初始参数是在基本的生理学理论基础及大量的生理学实验基础上获得的,基本上能够满足实验者完成相应实验的需求,但实验生物体本身存在个体差异,因此,为了让实验者能够获得最佳的实验效果,在实验过程中仍然可以调节各个实验通道的实验参数。

如果想暂停波形观察与记录,只需在工具栏上点击"暂停"按钮即可暂停实验。

完成本次实验后,可以点击工具栏上的"停止"按钮,此时,软件将提示为本次实验得到的记录数据文件取一个名字以便保存和以后使用,然后结束本次实验。之后,可以通过工具栏上的"打开"按钮重新打开这个文件进行分析。

从"文件"菜单中选择"退出"命令或者单击窗口左上角的"关闭"命令可以退出该软件。

(三)刺激器

使用软件右端底部的分时复用区切换按钮选择刺激参数调节区,然后按照实验的要求选择刺激参数并发出刺激即可。

刺激参数调节区由左至右、由上至下分为 3 个部分:基本信息、程控信息、波形编辑(图 3-8)。选择相应参数对刺激器进行设置,然后按下"启动刺激按钮"发出刺激。

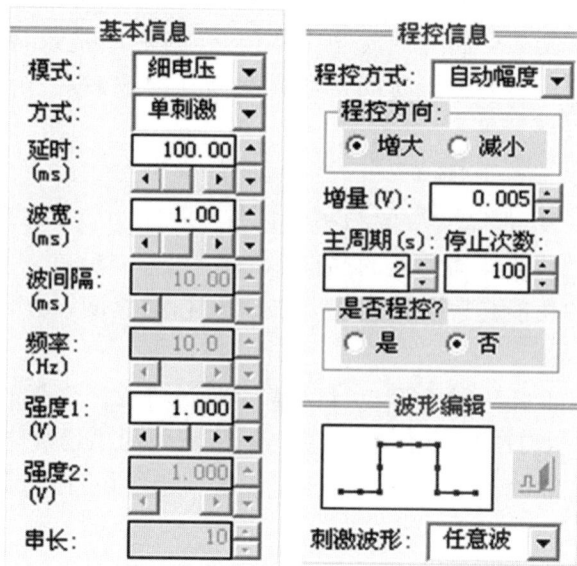

图 3-8 刺激设定窗口

（四）数据分析与测量

选择"数据处理"菜单，会弹出数据处理和测量的命令，如图 3-9。

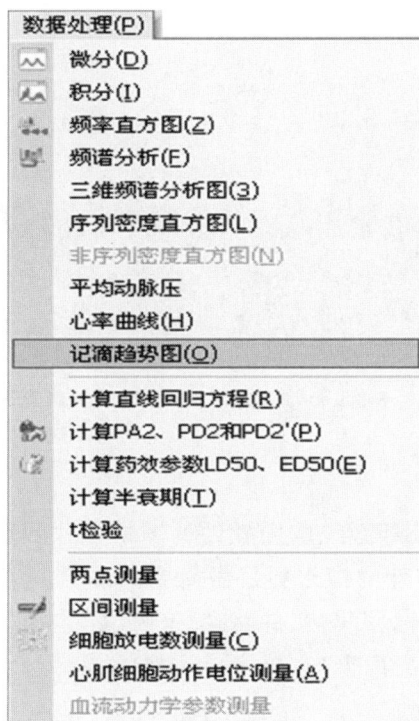

图 3-9　"数据处理"菜单

在波形显示区选择相应的结果，点击需要计算的统计量，即可自动完成相应计算。

（五）其他功能

BL-420 生物机能实验系统的软件功能强大，除以上功能外，还有很多其他功能可以帮助用户更好地使用系统，比如实验报告打印、即时帮助系统、与其他系统（如 Excel、Word 等）的数据交换、自定义实验模块等。

另外，BL-420F 系统的专用数据分析也非常专业，例如动态心率的准确分析、心功能参数测量、血流动力学分析、血压分析、无创血压分析及 PS 分析等。

二、MedLab 生物信号采集处理系统

MedLab-U 生物信号采集处理系统的硬件由 Med4102 外置型程控放大器、单片 CPU 程控刺激器、NSA4 型数据采集卡组成（图 3-10），采用 USB 接口。Med4102 外置型程控放大器是独立四通道、高输入阻抗、高共模抑制比、双端输入、DC-10 kHz 带宽的高性能放大器，在电生理实验中既可以满足对高频神经放电进行记录的需求，也可以满足对低频心电及含有直流成分经换能器转换的生物信号进行记录的需求。四通道可依实验要求任意选择、组合，并且都提供换能器桥路供电，十分方便、灵活。每个通道放大倍数都可独立程控，50～10 000 倍实时可调。单片 CPU 程控刺激器有多种刺激模式可选，刺激器参数可

实时调整,刺激波形与结果可同时观察,清晰、直观。NSA4 型数据采集卡的采样频率为 20 Hz～100 kHz(即采样间隔为 50 ms 至 20 μs),多档程控可调,数据分辨率为 12 位,满足常规实验要求。

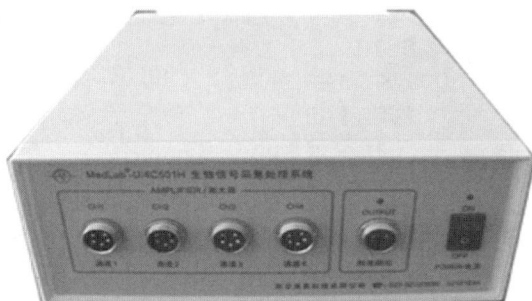

图 3-10　MedLab-U/4C501H 生物信号采集处理系统

(一)软件界面功能介绍

MedLab 生物信号采集处理系统应用软件的图形操作界面(图 3-11)与微软其他应用程序风格一致,现仅就一些特殊的操作项目做简要的说明。

1. **标题栏**　提示实验名称、存盘文件路径、文件名,包含"缩小""扩大""关闭"按钮。
2. **菜单栏**　菜单栏位于界面上部,可完成主要的控制、处理操作。

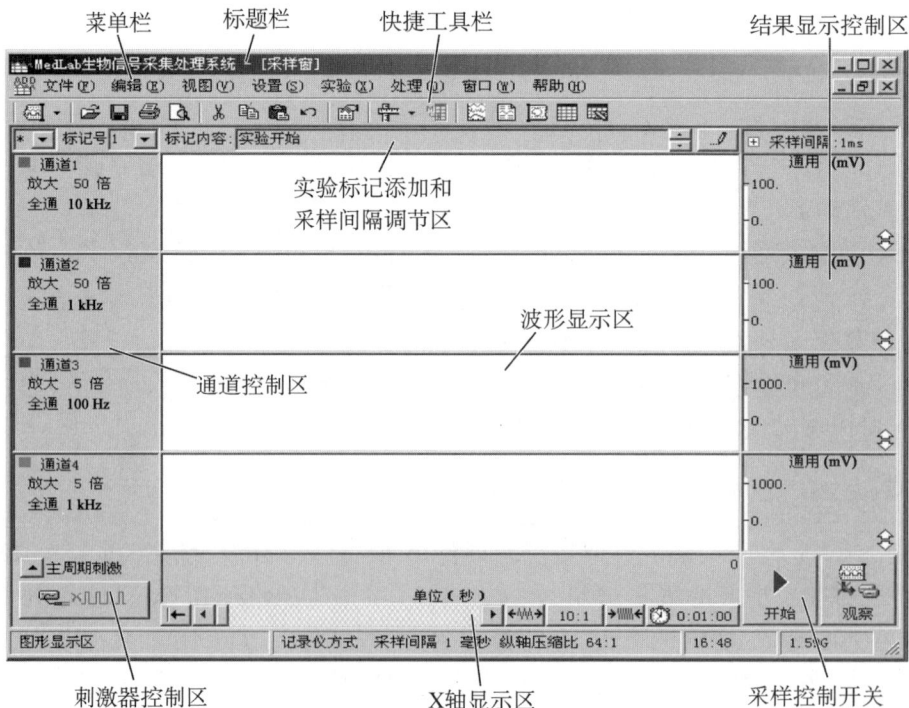

图 3-11　软件操作界面

（1）文件。包括所有的文件操作，如打开、存盘、打印、退出等。

1）数据导出。将波形数据文件转换为二进制或 ASCⅡ格式文件。

2）打开配置。打开以前保存过的配置文件（＊.adc），该配置文件保存了当时仪器的配置，包括采样条件设置的内容（显示方式、采样间隔、刺激方式、通道数目）、放大倍数、采样内容、滤波方式及参数、定标值、刺激模式及参数、XY 轴压缩比等。

打开配置文件，将所有配置内容调出，即可开始实验。这是简化实验配置的一种重要方法。

3）保存配置。以自定义配置文件名保存当前的仪器配置，包括采样条件设置的内容（显示方式、采样间隔、刺激方式、通道数目）、放大倍数、采样内容、滤波方式及参数、定标值、刺激模式及参数、XY 轴压缩比等各项配置参数。使用这一功能，可将本系统随意设置成各种实验配置并保存，从而简化科学实验配置。

4）定制实验。可定制各类实验配置，需要时从菜单中直接调用，十分方便。选择常用生理学、常用药理学、常用病理生理学、常用运动生理学和自配置实验等，可将定制的实验分类。定制实验时，MedLab 系统将当前实验参数存入 MedLab 配置文件数据库（MedLab.adb），并与自定义的实验名称相关联，若重启 MedLab 系统，可在"实验"菜单的实验中更新，方便用户自己灵活定制、维护各种专项实验。利用好这一功能，可简化实验配置。

（2）编辑。包括所有对信号图形的编辑功能，如剪切、复制、粘贴等。

1）编辑实验标记。在"编辑实验标记"菜单下，对定制实验中的实验可预先进行标记内容的编辑。在打开此实验时，可自动调用这些标记内容。

2）编辑实验指导。预先编辑某一实验的实验指导，在打开此实验时，可调用这些实验指导。

（3）视图。点击"视图"可对界面上主要可视部分显示与否进行切换。

（4）设置。点击"设置"可对系统运行有关的功能设置进行选择（图 3-12）。

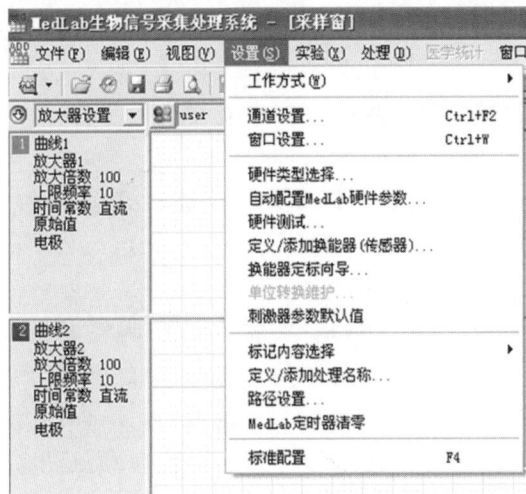

图 3-12　"设置"菜单

1）工作方式。有 3 种工作方式可供选择。①信号采集：将系统设置为信号采集方式（为系统默认工作方式）。②演示实验：可利用它动态演示波形变化，进行实验示教演示。③模拟实验：将系统设置为模拟实验方式。

2）通道设置。进入"通道设置"菜单，即可打开"通道设置"窗口（图 3-13）进行采样条件设置。

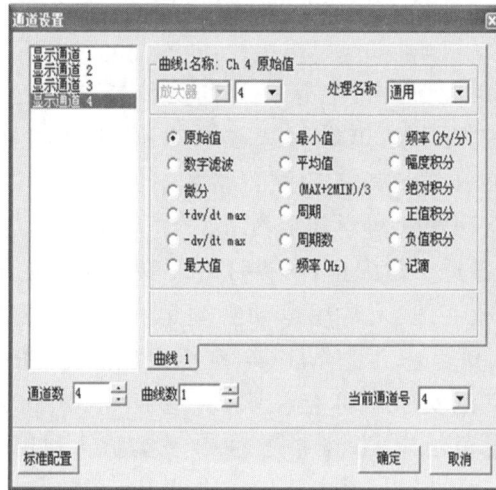

图 3-13 "通道设置"窗口

3）硬件类型选择。根据用户的 MedLab 硬件选择相应的硬件类型，这样 MedLab 系统才能更好地工作。MedLab 硬件类型有 MedLab-E、MedLab-U/4C、MedLab-U/4CS、MedLab-U/8C 和 MedLab-U/2CE 等。

4）自动配置 MedLab 硬件参数。在刚安装 MedLab 系统的计算机中，建议用此功能。

5）定义/添加换能器（传感器）。新版 MedLab6 规范了换能器的定义，允许添加、修改换能器。用户只有在添加换能器后才能对该换能器进行定标，并可将定标系数存于数据库中，方便调用。

6）换能器定标向导。该功能方便用户对换能器进行定标。

7）标记内容选择。选择标记库内容。

8）定义/添加处理名称。该功能允许用户自己编辑处理名称。

9）MedLab 定时器清零。MedLab 系统设置了一个定时器，记录打开 MedLab 系统的相对时间。如果需要把定时器清零，选择此菜单。

10）标准配置。设置本功能的目的是，实验人员在调整通道时一旦发生混乱，可以借助本功能恢复到 MedLab 系统的默认配置，然后在此基础上重新调整配置。

（5）实验。在"实验"菜单下有多种具体实验项目，实验人员按实验分类及项目选中后，将适合该实验的 MedLab 配置调出，即可开始实验。参见图 3-14。

（6）处理。该菜单包括所有的采样后处理功能，如 FFT 运算、直方图、数字滤波等（图 3-15）。

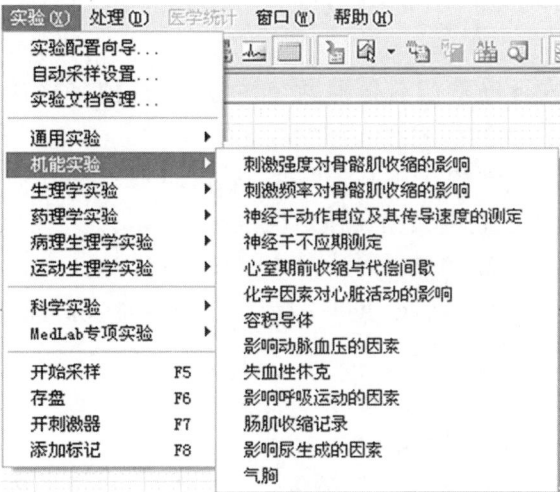

图 3-14　"实验"菜单

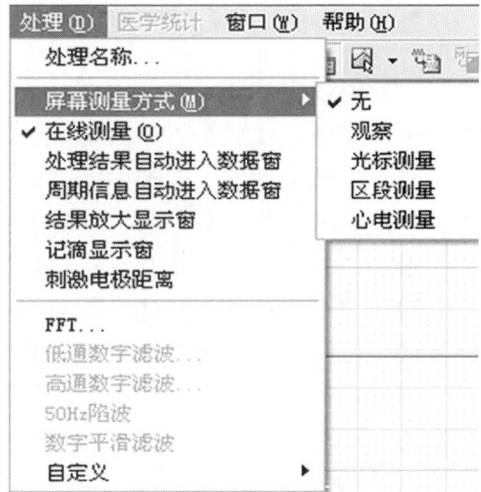

图 3-15　"处理"菜单

1）处理名称。用鼠标点击"处理名称"，进入"处理方法及相应换能器等接入设备选择"窗口，选择合适的处理名称（图 3-16）。

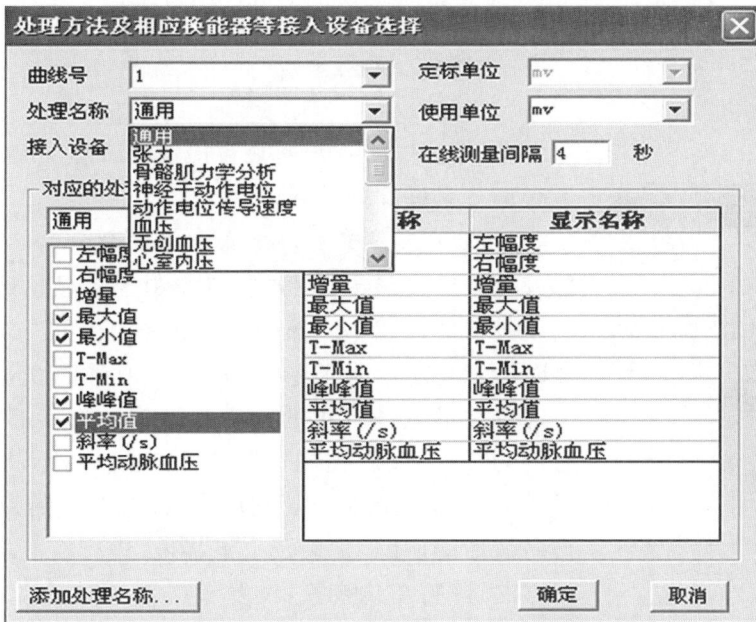

图 3-16　"处理方法及相应换能器等接入设备选择"窗口

2）屏幕测量方式。可选择观察、光标测量、区段测量和心电测量。

3）刺激电极距离。该功能可设置神经动作电位传导速度测量时两对引导电极间的距离。

4) FFT。对当前所选波形曲线进行 FFT 运算（快速傅里叶分析），绘出频谱分析图形。

5) 低通数字滤波。对选中的波形数据进行巴特沃兹低通数字滤波，可滤掉采样波形数据中的高频干扰成分，保留低频成分。滤波参数可根据具体情况选择。

6) 高通数字滤波。对选中的波形数据进行巴特沃兹高通数字滤波，可滤掉采样波形数据中的低频干扰成分，保留高频成分。滤波参数可根据具体情况选择。

7) 50 Hz 滤波。对选中的波形数据进行 50 Hz 滤波，可滤掉 50 Hz 干扰信号。

8) 数字平滑滤波。对选中的波形数据进行平滑滤波，可滤掉信号波形中的高频毛刺，使曲线平滑美观。滤波参数可根据具体情况选择。

（7）窗口。提供一些有关窗口操作的功能。

（8）帮助。包括在线帮助、版权信息与公司网址链接。

3. 快捷工具栏　提供最常用的快捷工具按钮，只要光标箭头指向该按钮，单击鼠标左键，即可进入操作。如图 3-17。

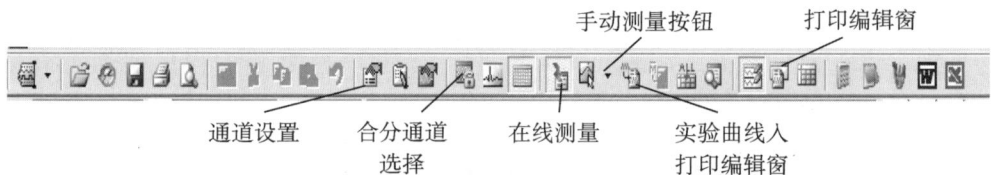

图 3-17　快捷工具栏

4. 实验标记添加和采样间隔调节区　用于添加实验标记和调节采样间隔。

5. 通道采样窗　每个通道采样窗分为 3 个部分。第一部分为采样窗最左侧的"通道控制区"，显示通道号，实时控制放大器硬件。第二部分为采样窗中部的"波形显示区"，采样时动态显示信号波形，静态显示波形曲线，并可人为选定一部分波形做进一步的分析和处理。第三部分为采样窗最右侧的"结果显示控制区"，主要功能包括：展示 Y 轴刻度，显示采样通道的内容及其单位；控制基线的调节；实现 Y 轴方向波形的压缩、扩展及上下移位；进行换能器定标；选择处理方法；进行单位变换；设置零点等（图 3-18）。

6. X 轴显示区　用来动态显示采样时间（X 轴），可进行波形曲线的 X 轴拖动控制，X 轴方向波形压缩、扩展控制，以及标记显示。

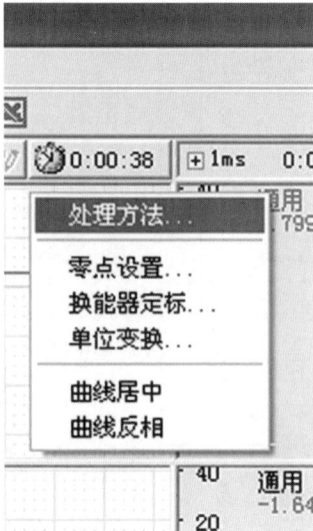

图 3-18　选择处理方法、零点设置等

7. 采样控制开关　用于开始采样、停止采样及采样存盘控制。点击"开始"按钮，MedLab 系统开始采样或演示实验并在 Windows 系统目录下生成一组临时文件；点击"停止"按钮,MedLab 系统停止采样;点击"观察"按钮,MedLab 系统开始以系统自定义序列文件名存盘。

8. 刺激器控制区　用于刺激模式、刺激启动开关及刺激参数的实时调整。图 3-19 分别为刺激关闭与刺激开启状态,详见后述。

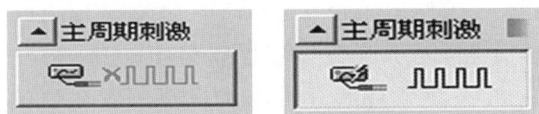

图 3-19　刺激模式选择

9. 提示栏　界面最下部为提示栏,提示相关的操作信息、时间和当前硬盘的可用空间。

(二)软件的基本操作

MedLab 生物信号采集处理系统应用的软件是 32 位 Windows 程序,遵循 Windows 的操作规范,操作方法与办公软件(Word、Excel 等)相似。

1. 实验参数配置　利用 MedLab 生物信号采集处理系统做好实验的第一步,就是在开始实验前做好信号采样的软件设置工作。这就相当于使用传统仪器开始实验前,将仪器面板上的所有重要开关打开,将所有重要按钮调定至正确的位置。不过,使用 MedLab 会简单、方便得多。

(1)标准配置。选择菜单"设置/标准配置",恢复 MedLab 系统默认的标准四通道记录仪形式,所有参数复位,采样间隔 1 ms。可在此基础上进行各种新实验的配置。不过,使用 MedLab 系统会简单、方便得多。

(2)配置新实验。应对以下几方面进行设置。

1)显示方式设置。选择菜单"文件/新建",选择记录仪、示波器或慢波扫描。①记录仪:系统进行等间隔连续记录,不停顿。新的数据在右侧被画出,而以往的数据向左侧移动。②示波器:一般情况下,采用刺激器触发,此时记录的数据是断续的,MedLab 系统只记录、显示当前帧的数据曲线,数据快速从左向右被画出,用于记录快信号,因只在某一时间段内采样、记录,所以数据量不会太大;若不考虑数据量大、不怕以后处理数据麻烦,MedLab 系统允许用记录仪方式连续记录快信号,但记录仪方式不能进行刺激器触发实验。③慢波扫描:慢波扫描采样方式同记录仪,但作图方式同示波器。

2)设置通道。选择菜单"设置/通道设置",显示"通道设置"窗口,进一步设置显示通道数、显示通道内的曲线数、数据来源、数据计算、处理名称等。

3)采样间隔。A/D 卡的功能是将连续的模拟实验信号转变为间断的数字信号,采样间隔就是前后采样点的相隔时间。

4)选择放大倍数、上限频率和时间常数。在相应通道"通道控制区"中用鼠标点击"放大",选择合适的放大倍数、上限频率和时间常数。

5)选择处理名称、换能器。在相应通道"结果显示控制区"中用鼠标点击"通道处理名称",在弹出菜单中选择"处理方法",显示"处理方法及相应换能器等接入设备选择"窗口,选择合适的处理名称。在"接入设备"项选择相应换能器。

6)换能器定标。非电信号经换能器能量转换输入 MedLab 系统,但不同换能器的增益不同,定量实验时,必须对采样系统进行定标处理。

7)设置零点。通道输入端短路或换能器不加负荷,在相应通道"结果显示控制区"中用鼠标点击"通道处理名称",在弹出菜单中选择"零点设置",调节好上述各参数后即可进行初采样。检查参数是否合理,逐步调整参数直到最佳。

(3)保存配置。MedLab 系统软件有 3 种方法保存配置完成的实验参数。①上述各参数调整好后,将实验数据存盘,同时将这些参数一起存入。下次调用此实验数据时,Med-Lab 系统将自动更新所有参数。②选择菜单的"文件/保存配置",可另存这些配置参数(配置文件的扩展名为 .adc)。科研时常用此方法,可节省许多实验准备时间,尤其是不同实验交叉进行时,此方法更便利。③选择菜单的"文件/定制实验",可将这些实验参数存入 MedLab 配置文件数据库(MedLab.adb),若重启 MedLab 系统,可在菜单的"实验"中更新,方便用户灵活定制、维护各种专项实验,也实现了专项实验与通用实验、科学实验与学生实验的界面相统一的目标。此方法多应用于学生实验,其中一台计算机的 MedLab 生物信号采集处理系统配置完成后,将 MedLab.adb 复制到其他计算机 MedLab 系统的 Config 目录下,替代原有的 MedLab.adb,即可更新配置。

(4)调用以前实验参数的步骤。MedLab 系统软件有 5 种方法调用以前的实验参数。①每次重新启动 MedLab 系统时,MedLab 系统软件自动调用上一次关闭时保存在系统目录中的 MedLab.adc 文件。②启动 MedLab 系统后,选择菜单的"文件/打开配置",打开以前存入的配置文件,科研时推荐用此方法。③启动 MedLab 系统后,选择"实验"菜单中相应实验名称即可,学生实验推荐用此方法。④将实验配置参数同时存放在数据文件的源结构中,调用以前的实验数据时,MedLab 系统即可自动更新所有实验配置参数。⑤Med-Lab 系统新增了演示实验功能,打开"演示实验",即可更新实验配置参数。

2. 刺激器的设置　MedLab 系统内置了一个由软件程控的刺激器,可根据不同实验选择不同的刺激模式。刺激模式有单刺激、串刺激、主周期刺激、自动间隔调节、自动幅度调节、自动波宽调节、自动频率调节等模式。

(1)单刺激。与普通刺激器一样,输出单个方波刺激,延时、波宽、幅度程控可调。可用于骨骼肌单收缩、期前收缩等实验。

(2)串刺激。相当于普通刺激器的复刺激,启动串刺激后到达串长的时间,刺激器自动停止刺激输出。串刺激的延时、串长、波宽、幅度、频率程控可调。刺激减压神经、迷走神经和强直收缩等实验可采用此刺激方式。

(3)主周期刺激。此刺激方式将几个刺激脉冲看成一个周期,多了主周期、周期数的概念。主周期指每个周期所需要的时间。周期数指重复每一个周期的次数(也即主周期数)。每个主周期里又有以下参数:延时、波宽(脉冲的波宽)、幅度(脉冲的幅度)、间隔(脉冲间的间隔)、脉冲数(一个主周期内脉冲的数目)。有了这些程控可调参数,可输出多种刺激形式。例如周期数是 1,脉冲数是 1,即重复 1 次主周期,主周期内有 1 个脉冲,这相当于单刺激;周期数是连续,脉冲数是 1,即不断重复主周期,主周期内有 1 个脉冲,这相当于复刺激;周期数是连续,脉冲数是 2,即不断重复主周期,主周期内有 2 个脉冲,这相当于双脉冲刺激。主周期、周期数、延时、波宽、幅度、间隔、脉冲数程控可调。

(4)自动间隔调节。在主周期刺激的基础上增加脉冲间隔自动增减,默认的脉冲数为2,主要用于不应期的测定。主周期、延时、波宽、幅度、首间隔、增量、末间隔程控可调。

(5)自动幅度调节。在主周期刺激的基础上增加脉冲幅度自动增减,主要用于阈强度的测定。主周期、延时、波宽、初幅度、增量、末幅度、脉冲数、间隔程控可调。

(6)自动波宽调节。在主周期刺激的基础上增加脉冲波宽自动增减,主要用于时间-强度的测定。主周期、延时、幅度、频率、首波宽、增量、末波宽程控可调。

(7)自动频率调节。在串刺激的基础上增加频率自动增减,主要用于单收缩与强直收缩的关系、膈肌张力与刺激频率的关系等实验。串长、波宽、幅度、首频率、增量、末频率、串间隔程控可调。

3. 添加实验标记　为了在长时程实验和改变实验条件时添加一些有内容的记号,方便以后分析数据,MedLab 系统提供了动态添加实验标记的功能。利用好这一功能,对采样结束后进一步分析数据、处理结果,乃至写实验报告都有很大的帮助。

(1)添加实验标记。在系统开始采样运行后,如认为需要添加标记,只需用鼠标点击"添加实验标记"按钮,就会在时间轴(X 轴)上按顺序号添加一个标记(图 3-20)。采样结束后,允许移动标记位置(在标记序号上按住鼠标左键拖曳)。

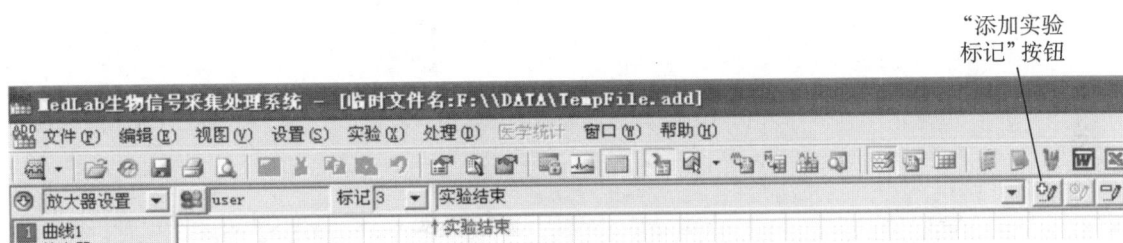

图 3-20　添加实验标记

(2)实验标记内容的显示与修改。若要显示已加入的实验标记内容,待系统停止采样后将鼠标箭头移至要显示的标记上,按住鼠标左键不放,标记内容就会显示出来。若要修改标记内容,则用鼠标左键双击标记,打开"实验标记编辑"窗口,单击选择要修改的项目,在编辑栏中修改内容,点击"返回",退出"实验标记编辑"窗口。

(3)实验标记内容的预先编辑。指导教师可在实验前进入"编辑"主菜单,选择"编辑实验标记"子菜单,预先编辑实验标记内容。

4. 换能器定标方法　换能器是一种将动脉血压、静脉血压、心室内压、张力等非电生物信号转变为电信号的装置。由于制造时采用的部件不同以及相同部件的参数存在误差,所以每一个换能器在转换非电生物信号时不可能完全一样。为了准确地反映实验结果,有必要在实验前对换能器进行标准校验,尽可能减少测量误差,保证实验结果的真实性与准确性。

（1）压力换能器定标。

1）在需要使用的放大器通道上连接好压力换能器。压力换能器应连接好各种管路，并使其中充满生理液（图3-21）。

2）设置好"采样条件"，选择合适的"处理名称"，开始采样。通过零点设置将记录线调整至与零线重合。（注意：如果记录线与零线偏差太大，则应调整换能器连接线上自带的调零盒，转动内部旋钮，使基线与零线重合。）

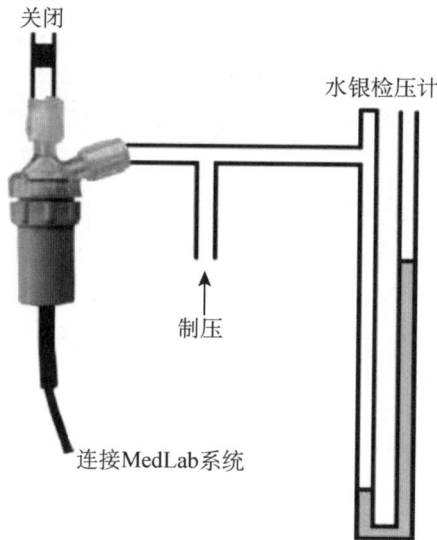

图 3-21　压力换能器定标管路连接

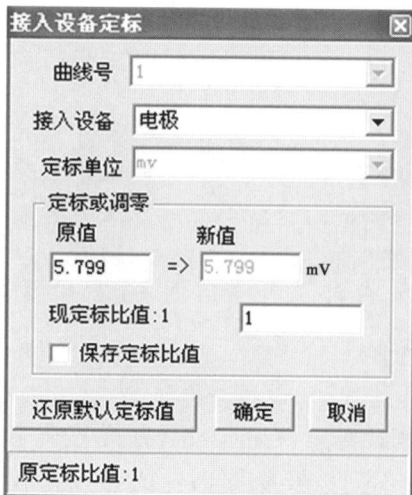

图 3-22　"接入设备定标"窗口

3）在压力换能器上加一固定量值（例如压力100 mmHg，该量值最好与预测最大量程相近），并采样一小段时间，得到一个平稳的定标值后停止采样。

4）在波形曲线上升后的平稳处点击一下鼠标，此处将产生一条与曲线相交的蓝线。移动鼠标至"结果显示控制区"的"处理名称"处（箭头变为小手），单击鼠标右键，选中弹出菜单的"换能器定标"，进入"接入设备定标"窗口（图3-22）。

5）此时，定标窗口的原值下已有数值，只需在新值下手动输入在换能器上施加的固定量值（例如100），并选好单位。点击"确定"后退出定标窗口，Y轴显示刻度自动调整至定标刻度。建议实验人员将换能器定标后相对该系统、该通道固定使用。

（2）张力换能器定标。将张力换能器固定在一个支架上,根据张力换能器的量程和预计测量值适当选择定标砝码。MedLab 系统操作方法与压力换能器定标方法相似。

(3)呼吸流量换能器定标。HX200 型呼吸流量换能器是一种压力换能器,用于测量潮气量。若 HX200 型呼吸流量换能器用于测量压力,定标方法和 MedLab 系统操作方法同"压力换能器定标"。

5. MedLab 数据文件的存盘、编辑、处理及打印输出　当停止采样、实验暂告一段落时,最重要的是如何保存与处理以波形曲线为表现形式的大量数据。以下分别说明文件的存盘、编辑、处理及打印输出。

(1)MedLab 数据文件名。为保证在任何情况下都不丢失数据,只要启动采样,系统就会自动在 Windows 系统目录下生成一组临时文件,此组文件将本次采集数据全部保留。暂停采样后再次启动,数据向后接续,连采连存。结束采样后,可另存为其他文件。如果打开一个已存盘文件后启动采样,数据同样向后接续,多采多接。当系统采样时,如果想保存以后的数据,即可点击"观察"按钮,此时系统以"用户名"+"日期"+"时间"+"(文件序号)"自动命名数据文件,如 MedLab2008-10-18_10-09-36(10).add(用户名:MedLab;日期:2008-10-18;时间:10-09-36;文件序号:10)。停止采样后,最好另存为其他文件名,便于记忆。应用好此功能,可方便数据文件的编辑。

(2)文件的打开与编辑。MedLab 系统可以在不采样时静态打开已存盘文件,浏览观察曲线,并进行编辑、测量、观察处理,方法与办公软件一致。

1)打开文件。将鼠标箭头移至快捷工具栏中"打开文件"按钮,单击鼠标左键打开对话框,选择文件名,点击"打开"按钮,即可打开已存文件。

2)编辑曲线。在已打开文件的曲线中,使用鼠标选中曲线后,即可对已选曲线段进行剪切、复制、粘贴操作,并另存为其他文件名,这有利于删除无用数据,保存有用数据,节约硬盘空间。MedLab 允许选择多段数据,方法为按下键盘上的"Ctrl"键不放开,同时多次拖动鼠标选中不同段曲线,最后另存为其他文件名。这也是一种十分方便、快捷的编辑曲线图形的方法。

(3)采样数据的计算处理。实验结果的计算机处理包括实验数据的测量、计算、储存、统计和图表生成等方面。MedLab 系统为实验结果提供了多种测量方法,包括在线实时测量显示、将测量结果直接输入电子表格、观察分析、光标测量、区段测量、心电测量等。MedLab 能够按"结果处理"计算出一些必要的数据指标,如心率、收缩压、舒张压等。

1)在线测量。第一步,选择合适的处理名称和合适的在线测量间隔;第二步,在快捷工具栏上点击"在线测量"按钮;第三步,开始采样,此时在"结果显示控制区"即可显示处理结果。若想使处理结果进入 MedLab 电子表格,点击"处理结果入表"按钮。点击"处理结果放大显示"按钮,显示"结果放大提示"窗口,便于远距离观察。

2)数据结果后处理。数据结果后处理是指对停止采样后的临时文件或打开以前的数据文件做数据结果处理。后处理又可分为自动和手动两种。

自动处理分三步。第一步,打开数据文件;第二步,在快捷工具栏上点击"在线测量"

按钮;第三步,拖动鼠标在图形上选中一段(此段图形颜色变蓝),此时,在"结果显示控制区"即可显示处理结果(图3-23)。

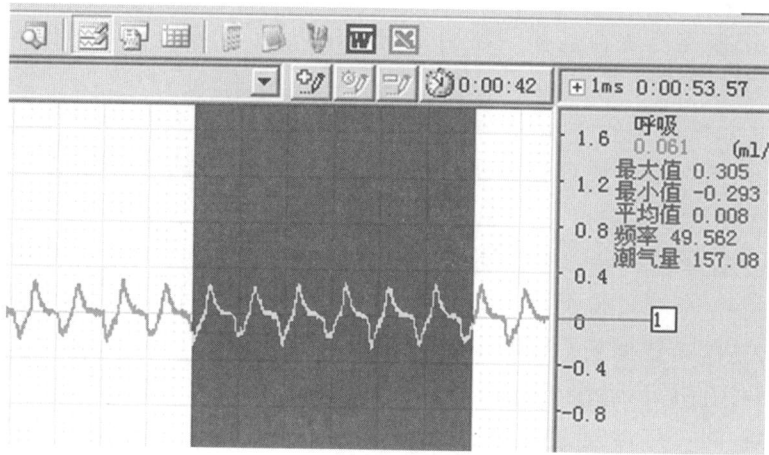

图3-23　在"结果显示控制区"显示处理结果

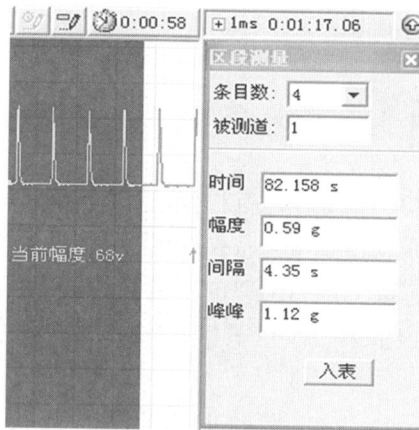

图3-24　区段测量

若想使处理结果进入 MedLab 电子表格,点击"处理结果入表"按钮。若想查看 MedLab 电子表格中的内容,点击"数据窗"按钮。

手动处理可以在快捷工具栏上点击"手动测量"按钮,手动测量方法包括观察分析、光标测量、区段测量和心电测量等。区段测量(图3-24)中的测量值如下所述。时间指被选曲线段的 X 轴起、止时刻值(注意:拖动开始时,时间栏中的值为 X 轴"起时刻值";拖动结束后,时间栏中的值为 X 轴"止时刻值")。幅度指被选曲线段右侧终止点的 Y 轴测量值。间隔指被选曲线段在 X 轴上的时间间隔值(即止时刻值至起时刻值)。峰峰指被选曲线段内 Y 轴的最大峰值到最小峰值的绝对值之和(即最大峰值至最小峰值)。最大指被选曲线段内 Y 轴最大幅度值。最小指被选曲线段内 Y 轴最小幅度值。增量指被选曲线段起、止幅度值之差(即止幅度值至起幅度值)。频率指被选波形曲线段中时间间隔为1个周期计算出的频率值(即频率=1/周期)。平均指被选曲线段内 Y 轴平均值。有效值指被选曲线段起幅度值与止幅度值的均方根。面积指被选曲线段向下至零线的面积值(即曲线积分值)。心率指被选波形曲线段中按每分钟计算的波动数值。

(4)采样数据的打印。第一步,选择一段或多段(此段图形颜色变蓝)数据;第二步,在快捷工具栏上点击"实验曲线入打印编辑窗"按钮,实验曲线进入打印编辑窗,点击"打印编辑窗"按钮,显示 MedLab 打印编辑窗。

（5）MedLab 系统实验结果的统计、分析。如前所述，MedLab 系统能够按"结果处理"计算出一些必要的数据指标，用鼠标在相应的采样时间点拖曳所需测量区域的曲线（如给药或处理前后不同时间点），系统可自动在数据窗的相应位置填写结果数据。这种方式可一次选择多段实验数据，整个实验数据的测量和计算过程可在短时间内完成，并以".xls"文件格式保存。结果数据可用 Excel 打开。Excel 软件可与 SPSS、Prism、Sigma Stat 等许多著名统计和制图软件互传数据，为实验人员进行实验数据的统计和制图提供了便利。在使用 Sigma Stat 统计软件对数据进行处理时，将 Excel 中的数据复制到 Sigma Stat 中，计算均值、标准差和标准误，对数据进行百分比的换算，进行 t 检验等是非常快捷的。而 Prism 是一个极其便捷的制图软件，将 Excel 中的数据复制到 Prism 的数据窗中，Prism 的制图窗可自动生成图表，并允许方便、灵活地修改图表的参数。处理所获得的大量实验数据不再是一个艰巨而枯燥的过程，实验数据的测量、结果的分析也变得更为准确和快速，大大提高了实验的效率。

6. MedLab 系统实验报告的导出　MedLab 系统能方便地导出学生个人的实验报告，从而适应教学自动化、无纸化。第一步，教师维护好每个实验的实验指导，选择菜单"编辑/编辑实验指导"，弹出"实验指导编辑"窗口，对每个实验的实验指导进行编辑；第二步，从菜单"实验"中选择实验；第三步，实验结束后，选择菜单"文件/导出实验报告"，即可导出实验报告。在此基础上，利用 Windows 的粘贴板功能粘贴实验曲线和结果，可快速完成实验报告。

第二节　BI-2000 微循环图像分析系统

BI-2000 微循环图像分析系统（图 3-25）借助显微镜对活体动物的肠系膜、耳郭或球结膜等部位进行活体微循环观察，可了解微血管结构、微灌流量、微血管管径、血流速度等的动态改变。在活体观察中，许多标本既可用于观察局部给药时药物的直接作用，也可用于观察全身用药对整体微循环的影响。

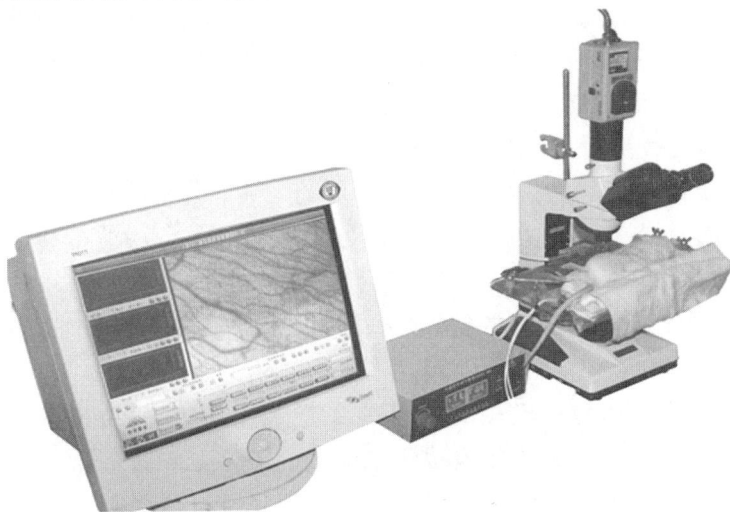

图 3-25　BI-2000 微循环图像分析系统

该系统可用于微循环图像和生理参数集成观测、动态图像分析、数字录像和分析、迷宫自动跟踪分析、免疫组化和体积测算、离子通道图像分析、静态图像处理和分析、凝胶电泳图像分析等。该系统结合了生物显微镜技术，可清晰观察兔、大鼠、蛙等的肠系膜微循环。在手术灯照明条件下，可观察小鼠耳郭、甲襞微循环，清晰程度优于国内同类体视显微镜观察效果。生物显微镜成像还可以用于组织切片等的成像和分析（如免疫组化分析、细胞计数、面积或长度测量等）。

一、微循环图像观测分析功能

该功能可用于甲襞、球结膜的微循环观测，有田氏法和金氏法两种统计方法可选，可分别得到 20 种常见测量参数和加权积分值，综合判断结果。

该功能也可用于肠系膜微循环图像实验，包括：心电、血压和呼吸等生理参数的综合观测；血管直径、血流速度、血流量的测算；15 种实验参数交互测量和记录；图像和生理波形同步记录和回放；实验图文报告打印。微循环图像观测物镜可以使用 4 倍、10～40 倍。

微循环图像观测分析操作步骤如下。

1. **观察准备**　安装并调整好显微镜，开启相应的软件界面，进入观察窗口。设置好相应的实验名称与内容。

2. **手术准备**　微循环实验手术大致包括以下 3 个方面。

（1）颈部切开。用于剥离颈部动脉、插管、连接血压传感器。

（2）股动脉插管。用于放血造成休克。

（3）腹部切开。用于拖出肠系膜。

做好手术准备后，把兔台对准显微镜平台并轻轻推入，注意兔台高度可以通过 4 个支撑脚调节。

3. **图像观察**　将显微镜的物镜调整到 4 倍，缓慢提高显微镜平台，利用显微镜平台下的两个旋钮上下左右调整观察范围，直至看到大小血管。适当调节光的强度和光圈的大小，使成像效果最佳。如果涉及颜色偏差的问题，可以用摄像头颜色调节方法调整到满意为止。如果切换到 10 倍物镜，需要下降显微镜平台，以免玷污显微镜镜头或刮伤组织。软件界面可以切换观察视图与测量状态窗口。

4. **测量**　确定物镜倍数后进行相关测定。

（1）计数类测定。进入相应功能后，利用鼠标点击相应的计数位置，系统自动显示计数值。

（2）长度测定。点击相应功能按钮，在起点按下鼠标后拖到测定终点松开，系统会测定该距离长度。

（3）流速模拟测定。选择一段相对较直的血管，顺血流方向拉出一条直线，在相应功能命令下系统会自动测定，可利用快慢按钮来缩放。

该系统有录像功能，可以录制一定时间内的微循环变化。该数据保存后，可利用录像分析功能测定相应结果。

二、免疫组化分析及细胞计数

(一)免疫组化分析

放置好切片,调整至最佳色彩。利用鼠标选定相应区域,进入自动测定或者手动测定模式。观察指标包括积分光密度、平均光密度、平均灰度、目标面积、光密度比率等。系统可利用微分刻度尺定标。

(二)细胞计数

在细胞计数界面,先把视野拍摄成图像,再把图像转换成灰度图像,选中目标后即可进行测定。可以进行小杂质清除、小空洞修补、重叠细胞分离等操作。

第三节 离体标本内环境模拟

在进行离体组织或器官实验时,为保证标本活性、维持实验稳定,必须对标本的存在环境进行处理,使标本在温度、氧气、营养状态、离子组成及浓度、酸碱度等方面与标本在体状态的内环境相似。本类模拟装置一般主要包括温度控制、气体混合、生理盐溶液 3 个方面。

一、恒温水浴槽

哺乳动物离体标本的保存温度一般为 37 ℃左右,大多通过数控恒温水浴槽(图 3-26)来实现。

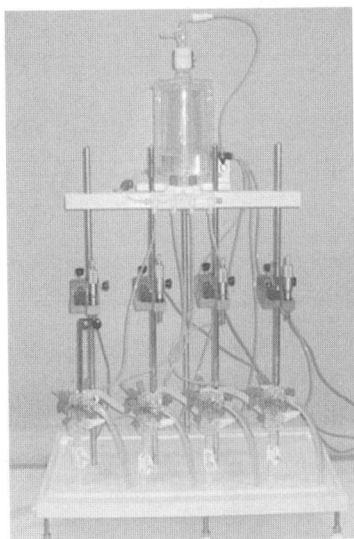
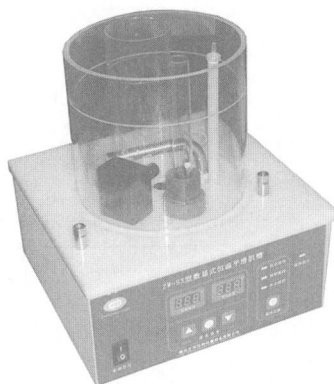

四标本槽 单标本槽

图 3-26 恒温水浴槽

本类装置常包括加热及恒温数控、循环水浴槽、标本药液槽、进出水系统等,少数还带有气泵,可以加氧气。一般标本所需气体常为含有 95% O_2 和 5% CO_2 的混合气体,将气体通入标本药液槽内,控制气流速度使气泡以单个连续逸出为佳,避免气体冲击标本而干扰实验。

二、常用生理盐溶液

生理盐溶液又称为生理代用液或生理溶液,理化特性(电解质成分、渗透压、酸碱度、缓冲能力等)与体液(细胞外液)近似,因此用于离体组织或器官实验时,可以较长时间维持标本的正常机能活动。

机能实验中常用的生理盐溶液有以下几种,它们的成分各不相同(表 3-1),各类溶液均需加蒸馏水稀释至 1000 ml。

表 3-1　机能实验中常用的生理盐溶液成分

成分	任氏液 (两栖类动物)	克氏液 (哺乳类动物)	台氏液 (哺乳类动物小肠)	生理盐水 (两栖类动物)	生理盐水 (哺乳类动物)
氯化钠(NaCl)	6.50 g	9.00 g	8.00 g	6.50 g	9.00 g
氯化钾(KCl)	0.14 g	0.42 g	0.20 g	—	—
氯化钙($CaCl_2$)	0.12 g	0.24 g	0.20 g	—	—
碳酸氢钠($NaHCO_3$)	0.20 g	0.10~0.30 g	1.00 g	—	—
磷酸二氢钠(NaH_2PO_4)	0.01 g	—	0.05 g	—	—
氯化镁($MgCl_2$)	—	—	0.10 g	—	—
葡萄糖	2.00 g(可不加)	1.00~2.50 g	1.00 g	—	—

生理盐溶液不宜久置,因此一般在使用时临时配制。为了配制方便,最好事先将各成分分别配成一定浓度的基础溶液,使用时按所需量抽取基础溶液于量瓶中,最后加蒸馏水至 1000 ml 即可配成(表 3-2)。

表 3-2　机能实验中常用的生理盐溶液配制

基础溶液	任氏液	克氏液	台氏液
20%氯化钠(NaCl)溶液	32.5 ml	45.0 ml	40.0 ml
10%氯化钾(KCl)溶液	1.4 ml	4.2 ml	2.0 ml
10%氯化钙($CaCl_2$)溶液	1.2 ml	2.4 ml	2.0 ml
1%磷酸二氢钠(NaH_2PO_4)溶液	1.0 ml	—	5.0 ml
5%氯化镁($MgCl_2$)溶液	—	—	2.0 ml
5%碳酸氢钠($NaHCO_3$)溶液	4.0 ml	2.0 ml	20.0 ml
葡萄糖	2.0 g(可不加)	1.0~2.5 g	1.0 g

应当注意,氯化钙溶液须在其他基础溶液混合并加蒸馏水稀释后,方可一边搅拌一边逐滴加入,否则会生成钙盐沉淀。葡萄糖应在使用时临时加入,已加入葡萄糖的溶液不能久置。

第四节　动物呼吸机

动物呼吸机是生物机能实验系统的配套仪器设备。当动物使用某种麻醉剂或打开胸腔后不能进行自主呼吸时,动物呼吸机可帮助动物进行被动呼吸,以使生物机能实验顺利进行。动物呼吸机适用于大鼠、豚鼠、仓鼠、兔、猫、猴及中小型犬等实验动物。本节以HX-300动物呼吸机(图3-27)为例介绍。

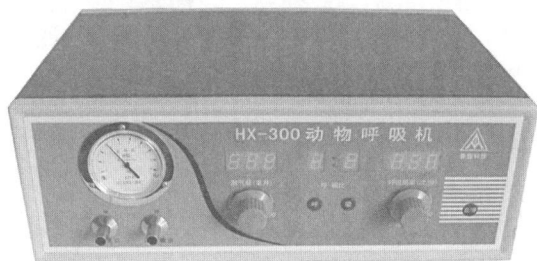

图 3-27　HX-300 动物呼吸机

一、呼吸机前面板的结构

1. 呼气口　控制动物的呼气动作。

2. 潮气输出口　呼吸机的潮气由该口输出。

3. 潮气量调节旋钮　调节"潮气量",顺时针旋转增大潮气量,逆时针旋转减小潮气量。

4. 吸呼比调节按钮　按"吸"或"呼"按钮改变相应的吸呼比。

5. 呼吸频率调节旋钮　调节"呼吸频率",调节方法同"潮气量"调节。

6. 启动/停止按钮　在"启动"或"停止"状态之间进行切换。

呼吸机开机后,系统将进行初始化操作,这个过程大约持续10秒。在系统初始化的起始时期,系统将进行自检操作,此时参数显示窗口中的8个数码管全亮,显示数字8。系统自检完成后,数码管将暂时熄灭2秒,然后,系统设置实验的初始参数值,系统进入待机状态。在待机状态下,可以改变呼吸机的工作参数,也可以直接按"启动"按钮开始使用呼吸机进行实验。

二、呼吸机各参数的调节方法

1. 潮气量调节　通过调节潮气量旋钮来改变潮气量大小,顺时针旋转增大潮气量,逆时针旋转减小潮气量。

2. **吸呼比调节**　按下吸呼比下面相应的按钮即可单独对吸呼比进行调节,每按下一次相应按钮,其值增加 1,吸和呼的可调范围均在 1～5 之间,当某个数值增加到 5 后,再按下相应按钮,则其值变回 1,如此周而复始。所以,吸呼比可以设定为 1～5 之间的任意比例关系。比如,若想将吸呼比设置为 1.25∶1,即 5∶4,那么将吸的值设为 5,呼的值设为 4,即吸呼比为 1.25∶1。

3. **呼吸频率调节**　调节方法与潮气量调节方法相同,参见上面的潮气量调节说明。潮气量、吸呼比和呼吸频率三者之间会相互制约,比如,当吸呼比为 1∶1,潮气量为 300 ml 时,呼吸频率的上限只能达到 33 次/分。

4. **启动/停止调节**　可在系统工作过程中随时调节工作参数,当调节工作参数时,系统将暂停运行,工作参数调节好后,按下"启动/停止"按钮,系统将按照新设置的参数启动工作。在系统运行中,改变潮气量后,无须按"启动/停止"按钮,系统即可按最新设置运行。

第五节　换能器

换能器在生物医学中也称为传感器。换能器是一种能将机械能、化学能、光能等非电能形式的能量转换为电能并呈线性相关的器件或装置。在生物医学中,它的功能是将机体生理信息,如血压、肌张力、呼吸流量、脉搏等非电能形式的能量转换成电能,然后输送至电子测量仪器进行测量、显示和记录。换能器初次使用前宜定标。

一、压力换能器

压力换能器主要用于测量血压、心内压、颅内压、胸腔内压、胃肠内压、眼压等,采用惠斯登电桥原理工作。压力换能器的内部结构由应变丝(或半导体)组成,头部是半圆形的透明罩,半圆形罩上有两个管道开口,一个管道通过压力传送管与动脉相连,另一个管道为排气管,与三通管相连,可关闭(图 3-28)。使用时,整个外界管道系统充满液体(生理盐水)而没有空气。当外界无压力时,换能器输出为零。当外界压力作用于换能器时,敏感元件的电阻值发生变化,引起电桥失衡,换能器产生电信号输出。电信号的大小与外界压力大小呈线性相关。

使用压力换能器时有以下注意事项。

(1)选择合适量程的换能器。

(2)轻拿轻放,避免碰撞,以免断丝。严禁用注射器从侧管向闭合测压管道内用力推注,以免损坏换能器。

(3)使用时,排净换能器半圆形透明罩及测压导管内的气泡,以免引起压力波形失真。

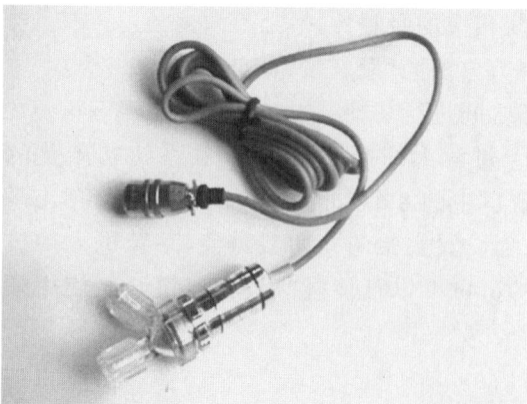

图 3-28　压力换能器

（4）初次与生物信号采集处理系统配合使用时，需要定标。

二、张力换能器

张力换能器（图 3-29）是一种将机械张力信号转换为电信号的装置，主要用于记录肌肉收缩和呼吸运动等曲线。它的工作原理与压力换能器相似，都是基于惠斯登电桥原理。张力换能器通常由弹性悬臂梁和粘贴在其上的应变片组成。当悬臂梁受到外力作用时，应变片会发生变化，导致电桥失衡，从而输出一个与外力大小成比例的电信号。

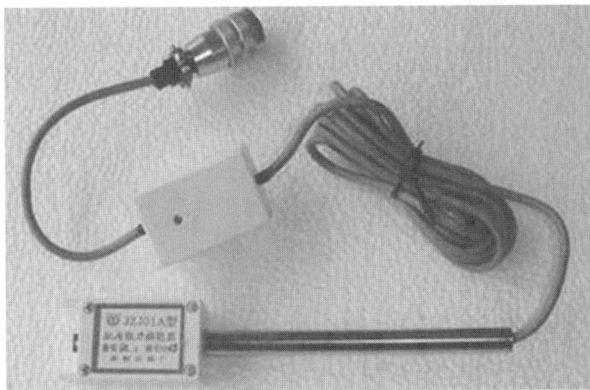

图 3-29 张力换能器

实验时将标本悬挂在悬梁的头端，然后将换能器的输出插头与记录仪的输入插座相接。接通电源后，先调好记录仪的直流平衡，使扫描线在记录仪的中间，如不在中间，调节换能器的"调零"电位器。当肌肉收缩力作用于悬臂梁做轻微的移位时，一组应变片的电阻丝被拉长，阻值增加，而另一组应变片的电阻丝缩短，阻值减少。肌肉的牵拉改变了悬臂两边的电阻值，电桥失去平衡，产生电位差，即有电流输出。此电流经过记录仪放大用于描记。

使用张力换能器时有以下注意事项。

（1）使用时不能用手牵拉弹性梁或超量加载（过负荷量不超过满量程的 20%），以免损坏换能器。

（2）避免液体渗入换能器而造成短路。

（3）换能器调零时，不得太过用力。

（4）为使测量结果准确，使用前需要定标。

（5）放置宜与弹性片相垂直。

三、呼吸流量换能器

呼吸流量换能器（图 3-30）由一个差压换能器和一个差压阀组成，可以测呼吸波（潮气量），也可以测呼吸流量。初次与生物信号采集处理系统配合使用时，需要定标。

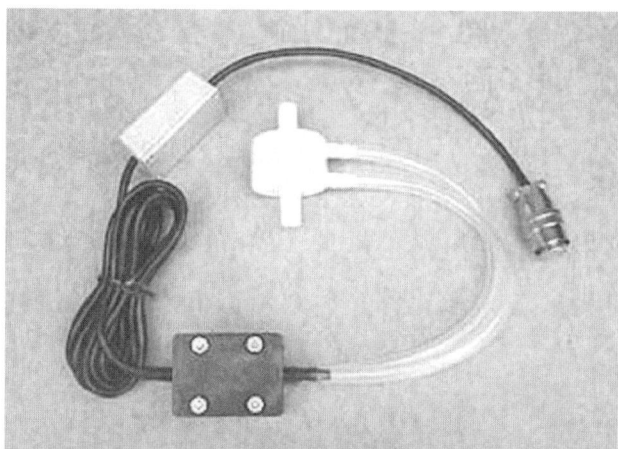

图 3-30　呼吸流量换能器

四、绑带式呼吸换能器

该换能器的原理是采用一个压电晶体,当外力作用时,压电晶体就会有电流输出,再经放大器放大后,便能记录呼吸的变化。使用时,只需将换能器用微力拉紧缚于被测人体或动物的胸部即可。

五、其他类型换能器

其他类型的换能器包括脉搏换能器、温度换能器、心音换能器等。

第六节　虚拟实验系统

随着计算机、多媒体及网络技术的快速发展,虚拟仿真实验作为一种新型的教学手段迅速普及。近年来,国内外众多医学院校建立了虚拟实验室,并将其应用于开放性实验教学中。虚拟实验室是一种基于 Web 技术、虚拟仿真技术构建的开放式、网络化的虚拟实验教学系统,是现有各种教学实验室的数字化和虚拟化。虚拟实验室由虚拟实验台、虚拟器材库和开放式实验管理系统组成。在计算机系统中建立的虚拟实验环境使实验者可以像在真实的环境中一样运用各种虚拟实验器械和设备,对"实验动物或标本"进行虚拟操作,完成各种预设的实验项目,起到学习、训练的作用。机能实验的一个发展趋势就是提供网络化的虚拟实验平台,开设一定比例的虚拟实验课程,提高学生的学习兴趣,拓宽学生的知识面。

下面以 VBL-100 医学机能虚拟实验室系统为例介绍机能虚拟实验室系统。VBL-100 医学机能虚拟实验室系统是机能实验仿真软件。该系统采用客户端/服务器的构架模式,学生可在实验室的电脑上进行虚拟实验,也可通过校园网登录访问。该系统包括资料室、准备室、动物房、虚拟实验室和虚拟考场 5 个部分。

资料室包含 8 个方面的内容,参见图 3-31。

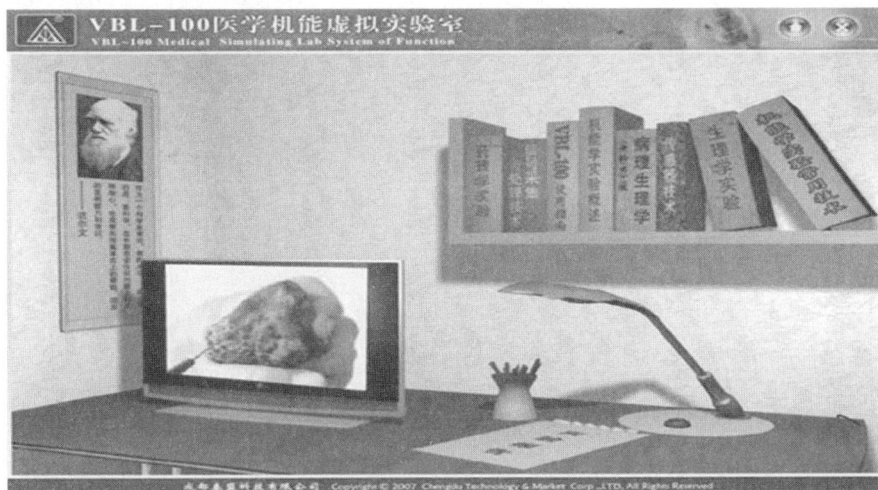

图 3-31 资料室

准备室(图 3-32)包含实验仪器、实验试剂及手术器械的介绍。

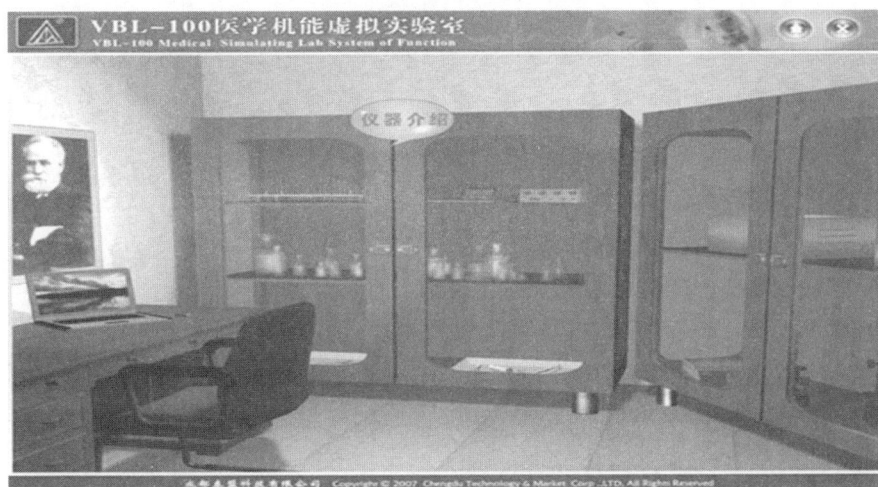

图 3-32 准备室

动物房(图 3-33)对常见的实验动物及动物的分类、编号等进行了介绍。

虚拟实验室(图 3-34)可进行生理、药理、病生、人体等方面的虚拟实验。每个虚拟实验包括简介、原理、虚拟操作、录像和波形。

虚拟实验采取人机交互的方式实施实验,且具有智能性、仿真性、形象性、趣味性等特点,允许操作者反复尝试,能充分调动学生的学习兴趣,并且没有动物、器材和试剂的消耗。该系统还可利用内建的题库,进行在线自测自评。学生在预习、复习或拓展训练时采

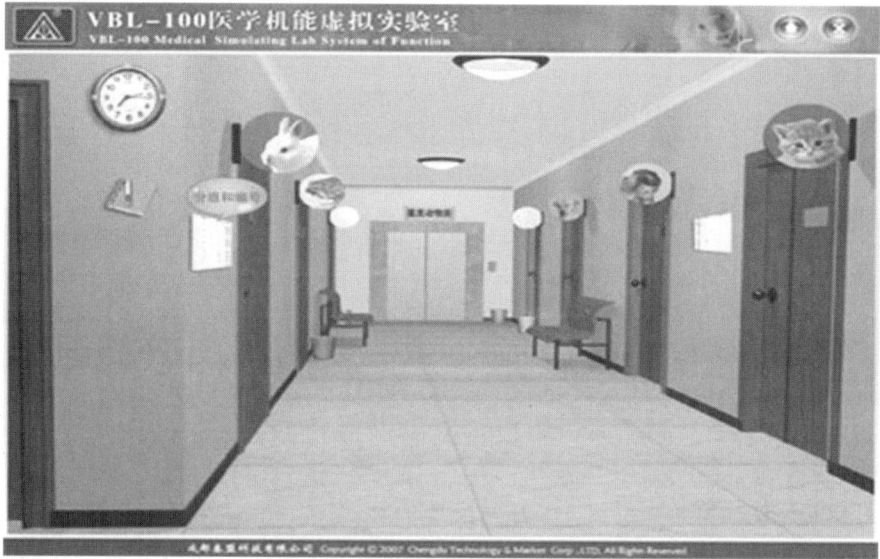

图 3-33　动物房

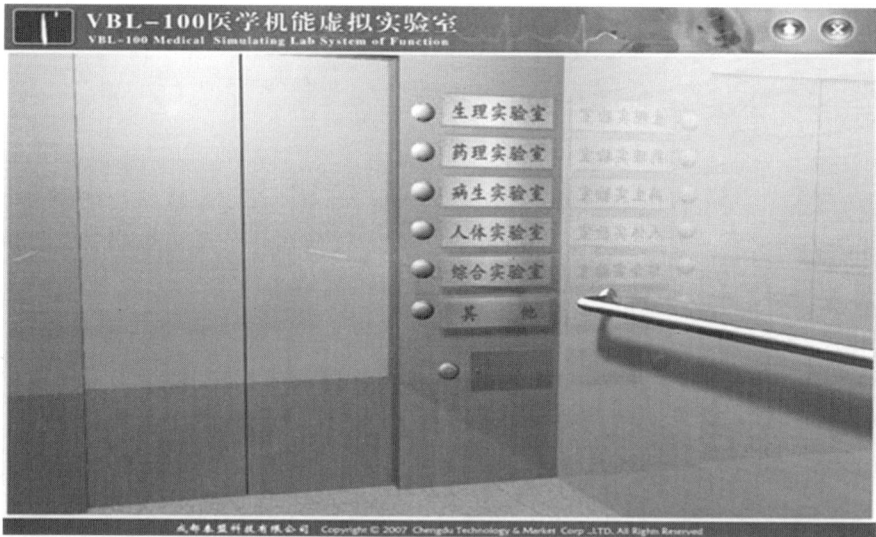

图 3-34　虚拟实验室

用虚拟实验比进行真实实验有更大的优越性。但是,虚拟实验系统不能像真实实验一样培养学生的动手能力,同时,传统实验中可能出现的各种异常现象,例如在实验中仪器发生故障、做血管插管时遇到血管分支等,这些异常在标准化的虚拟实验中不会出现,而这些问题恰恰能够培养学生发现问题和解决问题的能力,因此,虚拟实验无法完全替代传统实验。如何充分发挥虚拟实验的优势,克服其不足,是当下各个医学院校实验探索的重点项目之一。

第七节 机能实验常用的其他设备

一、常用生物电信号测量设备

(一)刺激电极

1. 普通电极 刺激离体组织时常用普通电极。电极的金属丝装嵌在绝缘套内,前端裸露少许金属丝,用于接触组织并施加刺激。

2. 保护电极 刺激在体深部组织(主要是神经干)时,为避免电流刺激周围组织,常需用保护电极。电极的金属丝包埋在绝缘套内,前端仅有一侧槽露出电极丝作用于组织。

3. 乏极化电极 当需要用直流电刺激组织时,上述电极不宜使用,因为组织内外存在电解质,当电流以恒定方向流过时,阳极下将积聚 Cl^-,阴极下将积聚 Na^+,此称为极化现象。离子积聚程度与通电时间成正比。产生与原电动势极性相反的极化电动势,一方面衰减了刺激电流,另一方面在断电时发生分极电流,从而影响实验结果。为了避免极化现象,用直流刺激时,应采用乏极化电极。常用的乏极化电极有银-氯化银电极、锌-硫酸锌电极和汞-氯化汞电极。现以银-氯化银电极为例介绍工作原理和制作方法。银-氯化银电极通直流电后,在阳极下有 Cl^- 积聚,但阳极的金属银不断失去电子成为 Ag^+,Ag^+ 与积聚的 Cl^- 结合形成 AgCl,附着于电极表面,避免了 Cl^- 的积聚;在阴极下,有 Na^+ 积聚,但由于阴极不断获得电子,使阴极表面的 AgCl 中的 Ag^+ 还原为 Ag 而放出 Cl^-,Cl^- 与 Na^+ 保持电离平衡,从而消除了两极间的极化电动势。

制作银-氯化银电极,可根据不同的实验要求,选择不同形状和型号的银片或银丝。先用细砂纸擦去表面污物,用蒸馏水洗净后浸入盛有 0.9%NaCl 溶液的烧杯中,接至 4～6 V 直流电源的阳极上;阴极用石墨棒(可用干电池内的碳棒),电路中接 1 kΩ 的可变电阻和 10～25 mA 电流计。一般通电 0.5～1 小时,所用电流大小按每平方毫米银电极表面积给电流 0.01 mA 计算,这样可得到均匀而又牢固的氯化银层。做好的电极放在暗处保存,以免氯化银分解。使用时外绕一层脱脂棉,并在生理盐水中浸湿,通过棉层间接接触组织。不用时可浸在 0.9%NaCl 溶液中,并使之短路,以减少极间电位差。

(二)锌铜弓

锌铜弓常用以检查坐骨神经-腓肠肌标本功能是否良好。原理为:锌的电极电位为 −0.76 V,铜的电极电位为 +0.34 V,当弓顶锌与铜连接时,电流按铜→锌方向流动。当锌铜弓与湿润的活性组织接触时,锌失去电子成为正极,使细胞膜超极化;而铜得到电子成为负极,使细胞膜去极化而兴奋,电流按锌→活体组织→铜的方向流动,形成刺激;当锌铜弓移开的瞬间,电流方向相反,则正极下又引起一次组织兴奋。由于神经兴奋的电刺激阈值甚小(约 10^{-8} A),而锌铜弓接触组织时产生的电流强度较大,足以构成对神经肌肉的有效电刺激,因此,锌铜弓常作为检验神经肌肉标本兴奋性的简便刺激装置。注意,用锌铜弓测试时,活体组织表面必须湿润。

(三)测量电极

测量电极是将生物体产生的生物电变化引导出来,即变离子电流为电子电流,然后输送到放大器的输入端进行放大。

1. 金属电极　金属电极可由银、铂、不锈钢等金属制作而成,外形可以是针状、杆状或片状,可分为单极、双极和多极等类型。

2. 玻璃微电极　玻璃微电极由用户根据需要用硬质毛细管拉制而成。电极尖端外径为 1 μm 左右,电极粗端插入银-氯化银电极丝作为电器连接,管内灌充能导电的溶液(通常选用 3 mol/L 氧化钾溶液)。玻璃微电极可用作细胞外记录,如记录神经元的单位放电;也可用作细胞内记录,如记录细胞的膜电位和动作电位。玻璃微电极广泛应用于神经细胞、骨骼肌细胞、心肌和平滑肌细胞、各种感受器和分泌腺细胞等的研究中。

(四)神经屏蔽盒

实验时,神经生物电信号很容易受外界各种电磁信号的干扰,导致结果测定受影响。要去除外来电磁干扰,可使用神经屏蔽盒(图3-35)。神经屏蔽盒的外壳通常是用金属制成的,基本保持密闭并保证接地。内置神经接触电极,可测量神经动作电位,也可给予刺激。部分盒内还有固定装置和油轮,可用于神经-肌肉类实验。

神经屏蔽盒一般内含固体石蜡,在测定时,外接电极不能接触盒外壳。在对神经-腓肠肌标本进行实验测定时,要打开顶盖。肌肉固定后,可通过滑轮把丝线引到换能器。顶盖或者侧面仅有一个小孔,信号屏蔽作用略强。

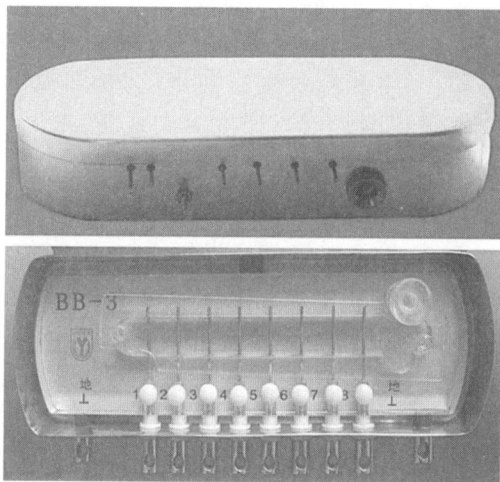

图 3-35　神经屏蔽盒

二、酶标仪

酶联免疫检测仪简称酶标仪,是酶联免疫吸附试验的专用仪器。酶标仪分为半自动和全自动两大类,工作原理基本上是一致的,即用比色法来分析抗原或抗体的含量。酶标仪是一种高级光度计式读数仪,具有检测方便、测量准确、性能高、灵活和可靠的特点。酶联免疫吸附测定要求样本的体积在 250 μl 以下,一般光电比色计无法测试。同时,由于测试样本数目多,要求测试速度快且稳定性高。

酶标仪系统包括灯、光纤、检测器、滤光片、打印系统等。国内外商品化的酶标仪很多,但基本原理、基本功能类似。本节主要介绍 Muliskan Mk3 酶标仪的一般操作,即用比色法来分析抗原或抗体的含量。

1. 仪器结构　Muliskan Mk3 酶标仪配置多通道光纤测量系统,可置 8 个滤光片,自动转换,单、双、多波长 2 秒检测 96 孔。内部软件包括 4 种测量程序模块:基础酶联(简单的定性和定量)、临界值(可输临界值公式)、曲线定量(可作标准曲线)和凝集检测(供选装)。内部软件可人机对话,便于操作。机器内存可储存 64 个测试程序,能满足常规应用,并可打印综合报告和质控图。

2. 酶标仪的工作原理 当将装有样本的微量反应板放置在仪器的特定部位时,由氖光灯发射出的光线透过聚光镜、滤光片、单色器、光栅射出,并穿过微孔加样板样本孔内的有色液体射到光电管上,最后转换成与样本吸光度成比例的电信号。转换后的电信号被放大并经模数转换后输入计算机系统,计算机系统根据用户所选的工作方式,对各种数据做运算、分析、存储等相应处理,最后控制显示器和打印机将测量结果显示并打印出来。

3. 注意事项

(1)使用完毕务必关掉电源并将电源插头拔掉,将仪器表面擦拭干净。

(2)将探测头擦拭干净。

(3)当心液体溅在阅读探头上。渗出的液体进入仪器内,可能导致仪器设备无法工作。如果发现仪器内部的部件被液体弄湿,请不要开机使用。

(4)对微量反应板读取测定时,必须先把支持该系统的软件安装好;当对软件中的参数和结果计算方法进行修改后,需使用当前面板的软件,否则软件将按默认值进行测定。

(5)该软件会对所有超出阈值的数据进行标记,这样便于用户对其有效性进行判断。在这个软件中不管数据结果怎样,都有原始的吸收值,没有上下限值,因此,所有通过计算机输出的数据都要全面分析、校对。

三、分光光度计

光线通过透明溶液介质时,一部分被吸收,一部分透过,因此光线射出溶液后光波部分减少。这种光波的吸收和透过可用于物质的定性定量分析。目前科研和临床最常用的分光光度仪器(可见光区)是 721 可见光型分光光度计(图 3-36)。

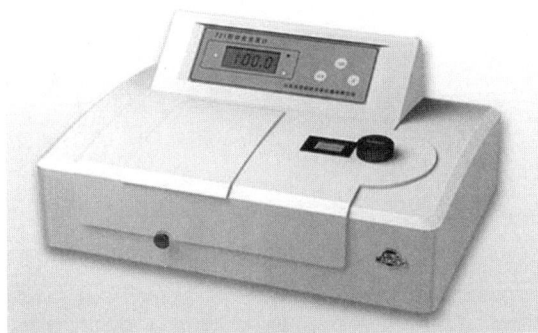

图 3-36 721 可见光型分光光度计

721 可见光型分光光度计采用自准直式光路和单光束测量原理,光谱覆盖范围为 360~800 nm。该仪器使用钨丝灯泡作为光源,光线经透镜聚光后射入单色器内。在单色器内,光线经棱镜色散后反射到准直镜。经过准直镜和狭缝的进一步筛选,得到波长范围更窄的光波,该光波作为入射光进入比色皿。透过比色皿的光波被光电管接收,产生光电流。光电流经微电流放大器放大后被送至对数放大器。对数放大器将光电流转换成常用对数值输出,再送至浓度调节器。在数字面板上,通过切换开关,用户可以分别选择微电流放大器的输出信号、对数放大器的常用对数输出信号及浓度调节器的输出信号,以显示透射比(T)、光密度(A)和浓度(C)等参数。

该仪器在使用时有以下注意事项。

(1)仪器须稳固安放在工作台上,不能随意搬动。严防震动、潮湿和强光直射。

(2)比色液盛装量约达比色皿体积的 2/3,不宜过多或过少。若不慎使溶液流至比色皿外,须用棉花或拭镜纸擦干,才能将比色皿放入比色架。拉比色杆时要轻,以防溶液溅出,腐蚀机械。

(3)千万不可用手或滤纸等摩擦比色皿的透光面。

(4)比色皿使用后应立即用自来水冲洗干净。若不能洗净,用 5%中性皂溶液或洗衣粉溶液浸泡,也可用新鲜配制的重铬酸钾洗液短时间浸泡,然后用水冲洗干净,倒置晾干。

(5)每套分光光度计上的比色皿和比色皿架不得随意更换。

(6)试管或试剂不得放置于仪器上,以防试剂溅出腐蚀机壳。

(7)测定溶液浓度的光密度值在 0.1～0.7 之间最符合光吸收定律,线性好,读数误差较小。如果光密度值在 0.1～1.0 的范围之外,可调节比色液浓度,适当稀释或加浓,再进行比色。

(8)合上检测室盖连续工作的时间不宜过长,以防光电管灵敏度下降。每次读完比色架内的一组读数后,应立即打开检测室盖。

(9)仪器连续使用不应超过 2 小时,必要时间歇半小时再用。

(10)测定未知液时,先做该溶液的吸收光谱曲线,再选择最大吸收峰的波长作为测定波长。

(王红梅　陈　洁　汪旭明)

第四章

动物实验基本技术

　　动物实验以实验动物为实验材料（也可以说，以实验动物为受试对象），采用人为的处理手段和方法，观察实验动物的反应和机能方面的变化及其发展规律，最后在此基础上做进一步的分析和判断，得出实验结论。此外，动物实验还包含实验技术、基本操作规范和实验探讨等。动物实验是医学科学研究的重要手段，也是医学实验教学必不可少的内容。必要的实验动物知识和常用的动物实验技术是医学科研人员、教学人员、学生必须掌握的。美国国家癌症研究所（NCI）每年将 63％ 的研究经费用于利用实验动物进行研究的课题，中国医学科学院 78％ 的研究课题需要实验动物，其中 92％ 的基础课题需要实验动物，52％ 的临床课题需要实验动物，硕士、博士研究生毕业论文的完成全都离不开实验动物。研究课题的价值越大、要求越高，越需要用实验动物进行实验，如单克隆抗体要用 BACB/C 纯系小鼠进行研究。试管婴儿、器官移植技术，以及癌症病因和抗癌药物筛选等重大医学科研课题，都需要先用动物进行实验。显然，医学科学离不开实验动物和动物实验。

　　动物实验是一项严谨的科学性工作，它同化学实验、物理实验等有共性，也有独特之处。由于动物实验的受试对象是有生命的个体，因此在实验过程中应当认真细致、考虑周全，容不得一丝一毫的马虎大意，以免发生实验意外或造成动物死亡。

　　动物实验一般分为急性实验、亚慢性实验、慢性实验。所谓急性实验，就是短时间内对动物的生理活动或动物对外界的反应进行的实验，通常是破坏性的、不可逆的，可能造成实验动物死亡。与此相对的是亚慢性实验和慢性实验，指对动物的生理活动和动物对外界的反应等进行长期的实验和观测，一般采取温和的、非致死性的实验方法，动物存活时间长。亚慢性实验和慢性实验除了要考虑选择对受试物敏感的动物种属和品系之外，还要考虑与急性实验选用的动物应一致。此外，被选用的动物应供应方便、价格适中、易于饲养管理。最常用的动物有大鼠、小鼠、犬和家兔，猫、豚鼠、猴等亦可使用。一般要求选择两种实验动物，啮齿类和非啮齿类各一种，以便更全面地了解受试物的毒性作用。目前啮齿类动物首选大鼠，非啮齿类动物首选犬与灵长类动物。慢性实验与亚慢性实验最好使用相同的动物，这样可以确保研究的连续性。

第一节　常用手术器械

　　机能实验常用手术器械与医学外科手术器械大致相同，但也有一些专用器械。蛙类手术器械包括蛙针(金属探针)、粗剪刀、眼科剪、外科镊、眼科镊、玻璃分针(玻璃钩)、蛙板或玻璃板、锌铜弓、蛙心夹等。哺乳动物手术器械通常包括剪毛剪、手术刀、止血钳、外科镊、外科剪、眼科镊、眼科剪、气管导管、血管导管,有时还会用到缝合针线和持针钳等。本节仅介绍常规的手术器械(图 4-1)。

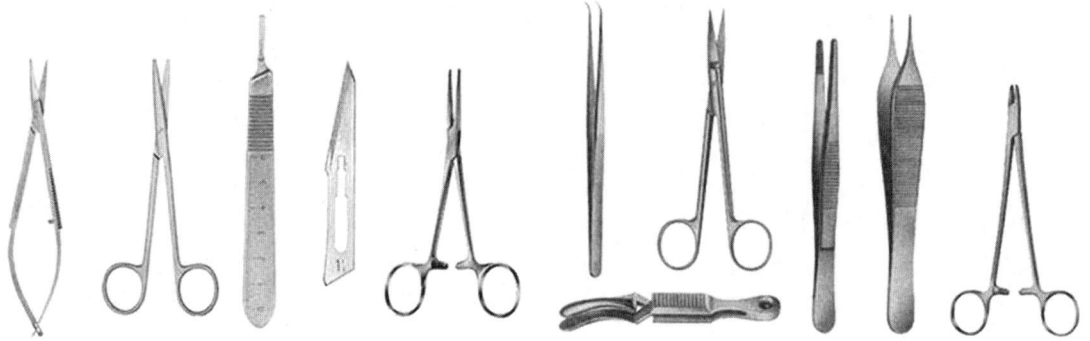

图 4-1　常用手术器械
(图片来源:中国生物器材网)

一、手术刀

手术刀主要用来切开皮肤和脏器。手术刀片有圆刃、尖刃和弯刃 3 种。刀柄也分多种,最常用的是 4 号刀柄和 7 号刀柄(图 4-2)。可根据手术部位、性质的需要自由拆装或更换手术刀片(图 4-3)。手术刀的握持方法有 4 种(图 4-4),其中执弓式是最常用的握持方法,动作范围广泛而灵活,常用于切开腹部、颈部或股部的皮肤。

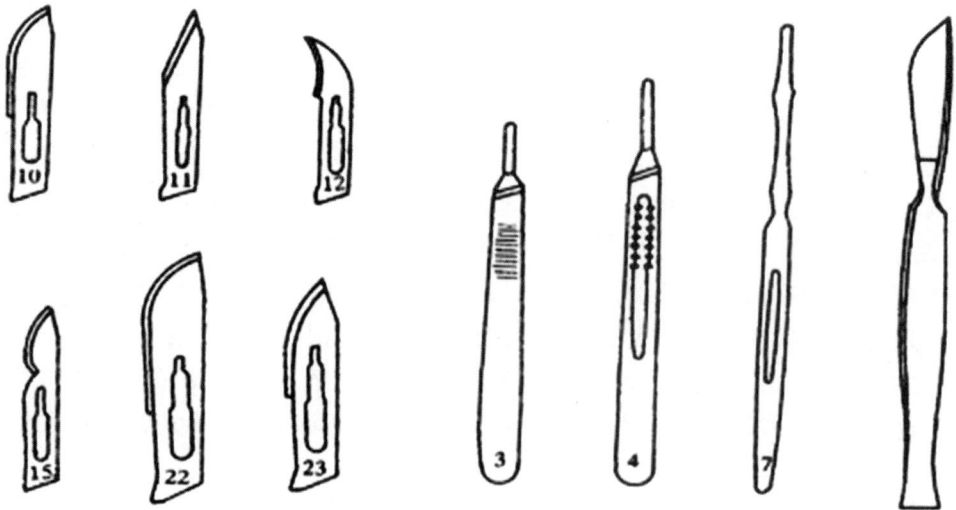

图 4-2　手术刀柄及刀片
(图片来源:滨州医学院教案)

安装刀片　　　　　　　　取下刀片

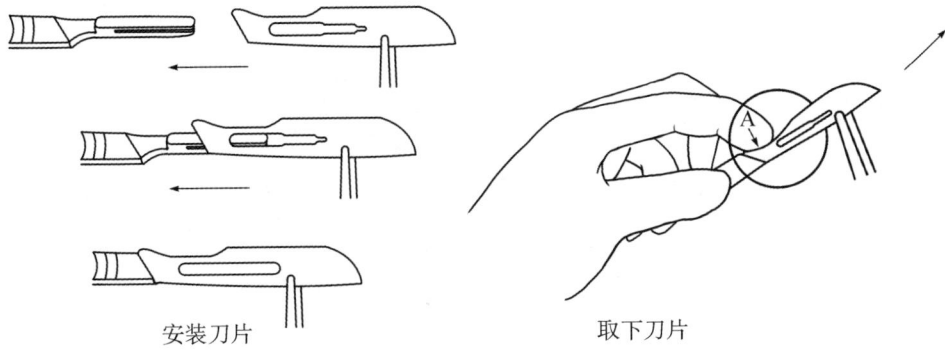

图 4-3　安装、取下刀片

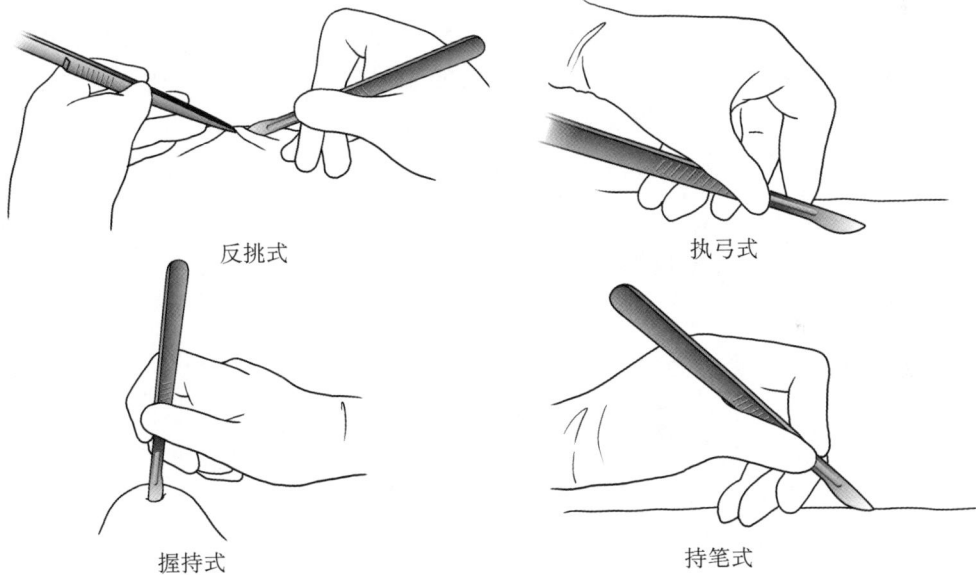

反挑式　　　　　　　　执弓式

握持式　　　　　　　　持笔式

图 4-4　手术刀的握持方法

二、手术剪和粗剪刀

　　手术剪分钝头剪、尖头剪,且尖端有直、弯之分,主要用于剪皮肤、肌肉等软组织,也可用来分离组织,即利用剪刀尖插入组织间隙,分离无大血管的结缔组织。另外,还有一种小型的眼科剪,主要用于剪血管和神经等软组织。一般说来,深部操作宜用弯剪,不易误伤。剪线大多用钝头直剪,剪毛大多用钝头弯剪。正确的手术剪握持姿势是拇指与环指持剪,示指置于手术剪的上方(图 4-5)。

　　粗剪刀为普通的剪刀,在蛙类实验中,常用来剪蛙的脊柱、骨和皮肤等粗硬的组织。

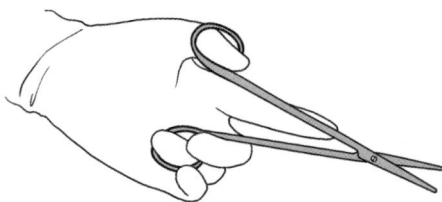

图 4-5　手术剪的握持方法

三、手术镊

手术镊的种类很多,名称也不统一,常用的有无齿镊和有齿镊两种,用于夹住或提起组织,以便剥离、剪断或缝合。有齿镊用于提起皮肤、皮下组织、筋膜、肌腱等较坚韧的组织,组织不易滑脱。不能用有齿镊夹持重要器官,以免造成损伤。无齿镊用于夹持神经、血管、肠壁或其他脏器等较脆弱的组织。正确的手术镊握持方法如图 4-6 所示,用力应适当。

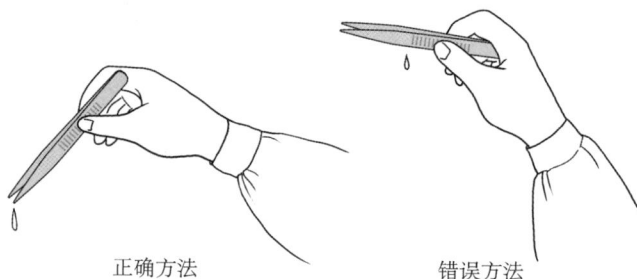

正确方法　　　　　　　　错误方法

图 4-6　手术镊的握持方法

四、血管钳

血管钳又称止血钳,有直钳、弯钳、带齿钳和蚊式钳等,主要用于夹血管或止血点,以达到止血的目的,也用于分离组织、牵引缝线、把持或拔缝针等。血管钳的正确握持方法和手术剪相同(图 4-7)。放开血管钳的方法是拇指与环指相对挤压,继而两指向相反的方向旋开(图 4-8)。

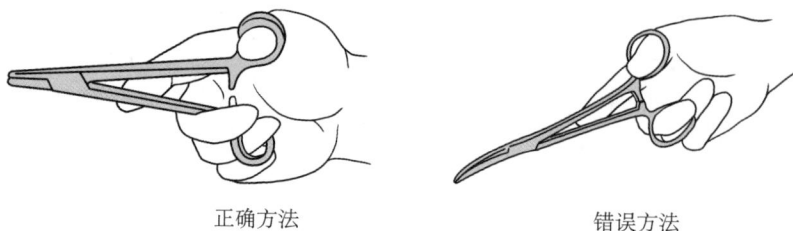

正确方法　　　　　　　　错误方法

图 4-7　血管钳的握持方法

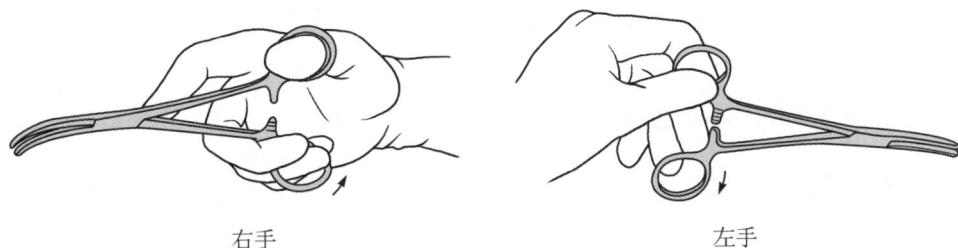

右手　　　　　　　　　　　左手

图 4-8　放开血管钳的方法

五、气管导管

急性动物实验时,将气管导管插入动物的气管,以保证动物呼吸通畅,或为动物做人工呼吸。气管导管的一端接气鼓或换能器,可记录动物的呼吸运动。

六、血管导管

血管导管包括动脉导管和静脉导管。一些小型动物的动脉导管可用磨平的 16 号输血针头来替代。急性动物实验时,将动脉导管插入动脉,另一端接压力换能器或水银检压计,可记录血压;将静脉导管插入静脉后固定,可以方便地在实验过程中随时用注射器向静脉血管中注入药物或溶液。

七、金属探针与玻璃分针

金属探针专门用来毁坏蛙类的脑和脊髓。玻璃分针用于分离神经、血管等容易损伤的组织。

八、蛙心夹与动脉夹

在蛙心室舒张时,用蛙心夹的前端夹住心室尖,将蛙心夹的尾端用线系在换能器(或杠杆)上。动脉夹用于短暂夹闭颈动脉、股动脉等(分有创和无创两种)。

九、蛙板

蛙板是一块大小为 20 cm×15 cm 的木板,用于固定蛙类。

在实验过程中,为了工作人员的安全及操作方便,传递器械时应当将器械手柄递给对方。各种手术器械使用完毕都应及时清洗,齿间、轴间的血迹也应用小刷子刷洗干净。洗净后用干布将器械擦拭干,忌用火烤烘干或大力甩干。久置不用的金属器械应擦油保护。

第二节　动物实验前的准备

一、实验前动物的一般准备

一般动物在实验前应禁食 12 小时,但饮水不限。如果是慢性实验,手术前数天便应对动物进行训练,以了解该动物是否适合做此实验,并使动物熟悉环境与实验者。此外,应加强动物的营养补充。手术前一天要给动物剃毛,必要时为动物洗澡,以便消毒处理。手术后,宜由实验者亲自护理和喂养动物,以便进一步熟悉动物。

二、实验动物的标记

在动物实验中,为了观察每只实验动物的反应情况,必须对实验动物进行编号、标记。现介绍几种常用的标记方法。

(一)染色法

染色法适用于小型动物,如兔、大鼠、小鼠等。此方法是将化学药品涂在动物的被毛上,以不同颜色来区分动物。常用的化学药品有 3%～5% 苦味酸溶液(黄色)、0.5% 中性品红(红色)、2% 硝酸银(咖啡色)。标记的原则是:先左后右,从上到下。如果动物编号是两位数或三位数,就相应地使用两种或三种不同的颜色,以不同的颜色代表不同的位数(个位、十位、百位),标记的原则同上(图 4-9)。

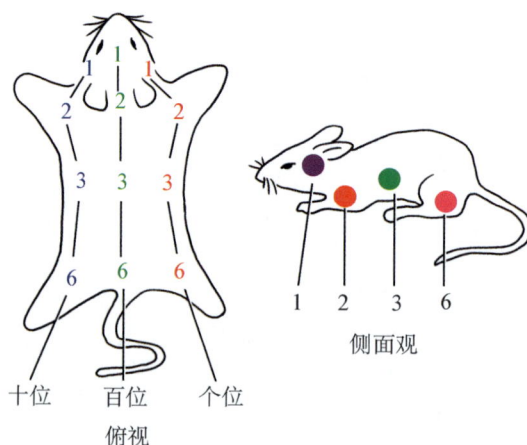

图 4-9　实验动物的标记

(二)挂号法

挂号法常用于大型动物。将写有编号的金属牌挂在动物的颈上来区分。猴、犬、猫等动物有时可不做标记,只记录它们的外表特征和毛色即可。

(三)烙印法

烙印法是用刺号钳将号码烙印在动物无体毛或明显的部位,如耳、面鼻部和四肢等。另外,有时用烧红的铁烙在动物(多用于大中型动物)体表明显的部位烧烙出号码,然后用以酒精为溶剂的染料涂布。此类方法应注意烙号部位的污染并预防感染。

(四)耳孔法

耳孔法是直接在动物耳朵上打孔编号的方法,通过打孔的位置和孔的数量来标记。也可用粗剪刀在耳缘剪出缺口代替此方法。使用耳孔法应注意防止孔口愈合,此时可将滑石粉涂抹在打孔局部。

以上只介绍了几种最简单的方法,在使用中可灵活掌握。

三、实验动物的抓取和固定方法

为了不伤害动物、不影响观察指标、防止被动物咬伤、保证实验顺利进行,实验人员必须掌握抓取和固定实验动物的合理方法。要抓取和固定动物,必须对各种动物的一般习性有所了解,操作时要小心仔细、大胆敏捷、熟练准确,不能粗暴对待,不可恐吓动物。应抱持爱护动物之心接触动物,选择最适合实验动物的固定方法,还应知道在有危险的情况下如何防身。

(一)小鼠

小鼠较温和,一般不会咬人,捕捉时不需要戴手套。先用右手抓住鼠尾提起,将小鼠置于鼠笼或实验台上,然后用左手的拇指、示指和中指抓住小鼠两耳后颈背部的皮毛,以环指及小指夹住鼠尾即可(图 4-10)。

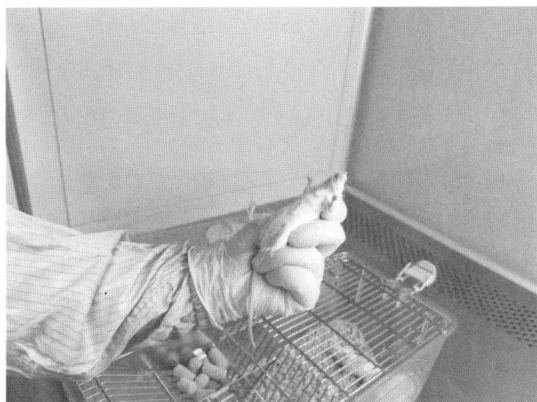

图 4-10　小鼠的抓取方法

(二)大鼠

大鼠牙齿锋利,捕捉时要提防被咬伤。从笼内抓取周龄较小的大鼠时,需抓住大鼠尾巴的根部,大鼠悬在空中的时间不可过长,否则易激怒大鼠并易致其尾部皮肤脱落。抓取周龄较大的大鼠时,用左手捏住其背部中央到胸部,用力不宜过大,最好戴防护手套,但手套不宜过厚(图 4-11)。

如进行灌胃、腹腔注射、肌内注射或皮下注射等操作,可采用抓取小鼠的手法,调整好大鼠在手中的姿势后再操作。

如进行尾静脉取血或注射,可依照小鼠尾静脉注射法(图 4-12)将大鼠固定于固定器内或置于倒扣的烧杯中,将鼠尾留在外面进行操作。

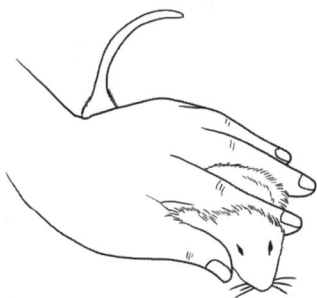

图 4-11 大鼠的抓取方法

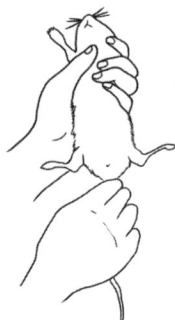

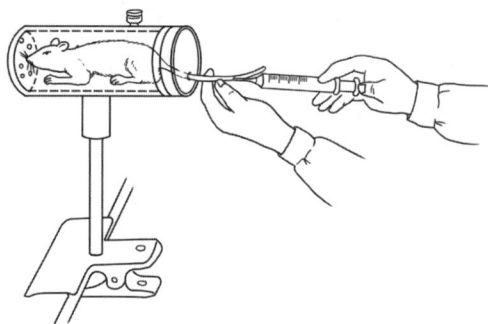

图 4-12 小鼠尾静脉注射法

(三)家兔

家兔易驯服,一般不会咬人,但脚爪较锐利。抓取时切忌强抓耳朵、腰部或四肢。当家兔在笼内安静下来时,打开笼门,用右手抓住颈部的被毛和皮肤,轻轻把家兔提起,拉至笼门口,头朝外,然后迅速用左手托起家兔的臀部,给家兔以舒适感和安全感(图 4-13)。按实验要求,可采取用手、兔手术台或兔盒固定。

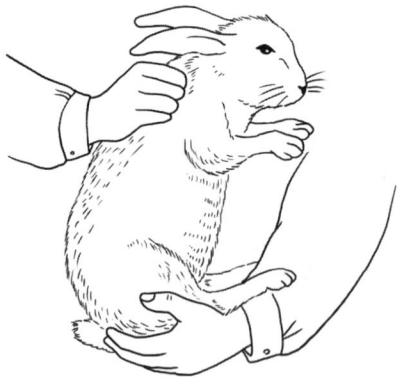

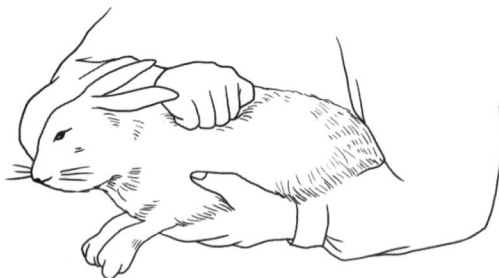

图 4-13 家兔的抓取方法

1. **用手固定** 如经口给药,坐在椅子上一只手抓住兔颈背部皮肤,另一只手抓住兔的两后肢,夹在实验者的大腿之间。大腿夹住兔的下半身之后,用手抓住兔的两前肢将兔固定。抓着兔颈背部的手同时捏住兔的两只耳朵,不让其头部活动,即可操作。

2. **用兔手术台固定** 如进行颈、胸、腹部手术或观察呼吸、血压,应在麻醉后绑好兔四肢(后肢应系在踝关节以上,前肢应系在腕关节以上),将兔以仰卧位固定在兔手术台上(图4-14)。

3. 用兔盒固定　如做耳缘静脉注射或取血,可使用兔盒固定(图4-15)。

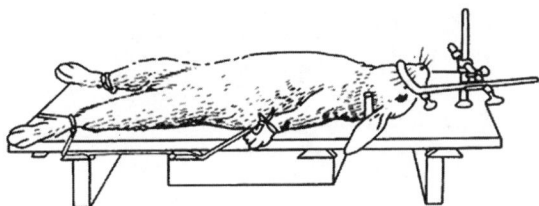

图 4-14　用兔手术台固定　　　　　　　　　图 4-15　用兔盒固定

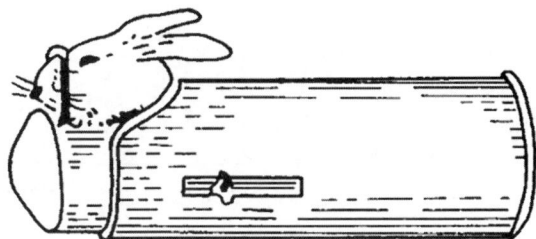

(四)犬

实验中,要提防被咬,所以实验的第一个步骤就是捆绑犬嘴。对于驯服的犬,可以从侧面靠近,轻轻抚摸其颈背部皮毛,然后用固定带迅速绑住嘴,在上颌打一个结,再绕回下颌打第二个结,然后引至后颈部打第三个结(图4-16)。对于未经驯服的犬,可使用狗头钳夹住其颈部,将犬按倒在地,在绑住嘴或静脉麻醉后再移去狗头钳。最后,把犬放在实验台上,先固定头部,再固定四肢(与家兔固定法相同,图4-16)。

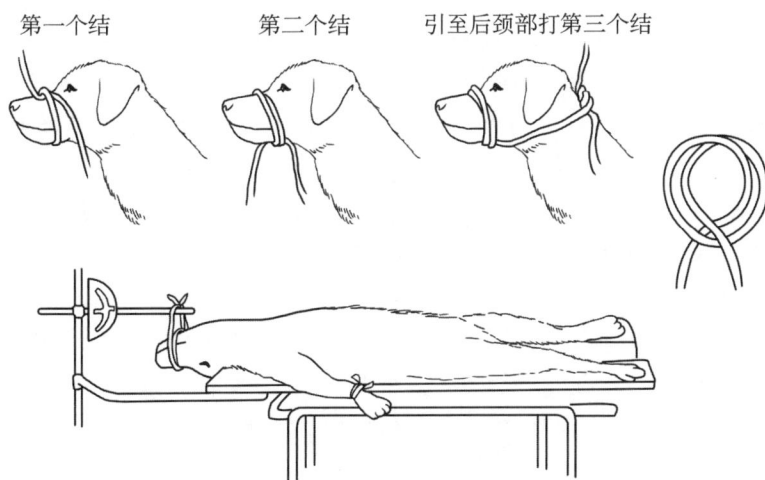

第一个结　　　　　　第二个结　　　　引至后颈部打第三个结

图 4-16　犬的固定

做慢性实验时,实验者若每日亲自喂饲,犬会被逐渐驯服,在实验时犬会服从、配合。对于一些无刺激、无疼痛的实验,犬也会服从、配合。

(五)蛙类

捉拿蟾蜍时勿碰压其耳侧的毒腺,以防毒液射入眼中。固定方法:用左手将蛙握住,以中指、环指和小指压住其左腹侧和后肢,拇指和示指分别压住其右前肢和左前肢,右手进行操作(图 4-17)。也可用固定钉将蛙固定在蛙板上(图 4-17)。

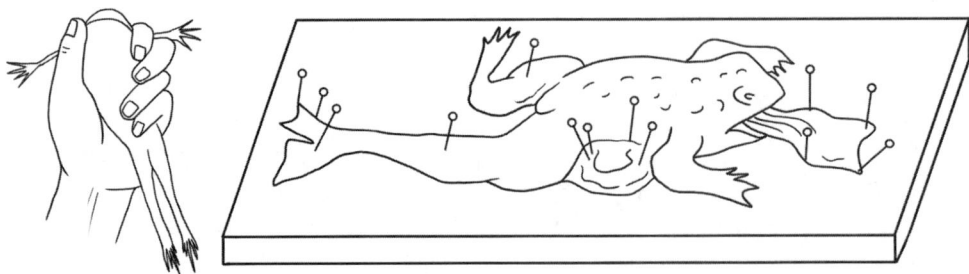

图 4-17 蛙的固定

四、实验动物的麻醉

麻醉是利用麻醉药抑制神经系统的某些部位。麻醉药的作用是可逆的,随着麻醉药被排出体外或在体内被破坏,麻醉作用逐渐消失。为使手术顺利进行,减少动物疼痛,需将动物麻醉。麻醉方法可分为局部麻醉和全身麻醉两种。

(一)局部麻醉

局部麻醉的方法很多,有局部浸润麻醉、表面麻醉和神经阻断麻醉等。常用 1% 普鲁卡因溶液在手术切口部位浸润注射。首先,用皮试针皮内注射,形成一个小皮丘;然后,换成长针头,由皮点进针,将药物注射于皮内、皮下或术野深部组织的四周。要求手术切口区域全部浸润,以阻断用药部位的神经传导,使痛觉消失。每次注药前应先回抽针筒芯,无回血时,方可注入药物,以免将麻醉剂误注入血管。同时,注入麻醉药时要边注射边将针头向外拉出。

黏膜麻醉,鼻、咽喉表面麻醉,可用 2% 盐酸可卡因。在做兔的眼球手术时,可于结膜囊滴入 0.02% 盐酸可卡因溶液,数秒钟即可麻醉。

(二)全身麻醉

全身麻醉常用于较深部位或较大的手术。全身麻醉是将麻醉药作用于中枢神经系统(脑和脊髓),使其被抑制,呈现意识消失、全身不感疼痛的一种麻醉方法,可分为吸入麻醉和注射麻醉两类。实验时,可根据手术时间长短选择不同的全身麻醉方法。

1. 吸入麻醉 经呼吸道吸入麻醉药而实现全身麻醉,多选用乙醚,适用于小型动物,如大鼠、小鼠和豚鼠。将动物放在麻醉瓶或倒扣的烧杯内,内置浸有乙醚的棉球或纱布团。动物倒下表明已麻醉,但维持时间较短。如手术时间长,可将浸有乙醚的棉球装入小瓶内,置于动物的口、鼻处,以使动物持续吸入乙醚。由于乙醚燃点很低,遇火极易燃烧,所以在使用时一定要远离火源。

2. 腹腔和静脉注射麻醉 实验室最常采用。非挥发性麻醉剂和中药麻醉剂均可用于腹腔和静脉注射麻醉。腹腔注射麻醉多用于大鼠、小鼠和豚鼠,较大的动物如兔、犬等则多用静脉注射麻醉。由于各种麻醉剂的作用时间及毒性存在差别,所以,在进行腹腔和静脉注射麻醉时,一定要控制药物的浓度和注射量。

(三)麻醉注意事项

(1)乙醚是挥发性很强的液体,易燃易爆,使用时应远离火源。平时应将乙醚装在棕色玻璃瓶中,储存于阴凉干燥处,不宜放在冰箱内,以免遇到电火花时引起爆炸。

(2)动物麻醉后体温会下降,要注意给动物保暖。在寒冷季节,注射前应将麻醉剂加热至与动物体温一致的水平。

(3)犬、猫或灵长类动物,手术前8~12小时应禁食,以免麻醉或手术过程中发生呕吐。家兔或啮齿类动物无呕吐反射,术前无须禁食。

(4)静脉麻醉时,应注意给药速度,密切观察动物的生命体征,出现呼吸节律不整或心动过缓时,应立即停止给药。

第三节 实验动物的给药、取血及处死方法

一、实验动物的给药途径及方法

实验动物给药的途径和方法可根据动物种类、实验目的和药物而定,常用的方法如下。

(一)经口给药

经口给药常用的方法有口服法与灌胃法两种。口服法是将药物放入饲料或溶于饮水中,由动物自行摄取的方法。为保证剂量准确,常使用灌胃法。灌胃法适用于小鼠、大鼠及家兔等动物。

1. 小鼠、大鼠(或豚鼠) 灌胃时将灌胃针安在注射器上,吸入药液。左手抓住动物的背部及颈部皮肤,将动物固定,右手持注射器,将灌胃针插入动物口中,用灌胃针管压其上腭,使口腔和食管成一条直线,再沿咽后壁徐徐插入食管。针插入时应无阻力。若感到阻力或动物挣扎时,应拔出重插,以免损伤或穿破食管及误入气管(图4-18)。

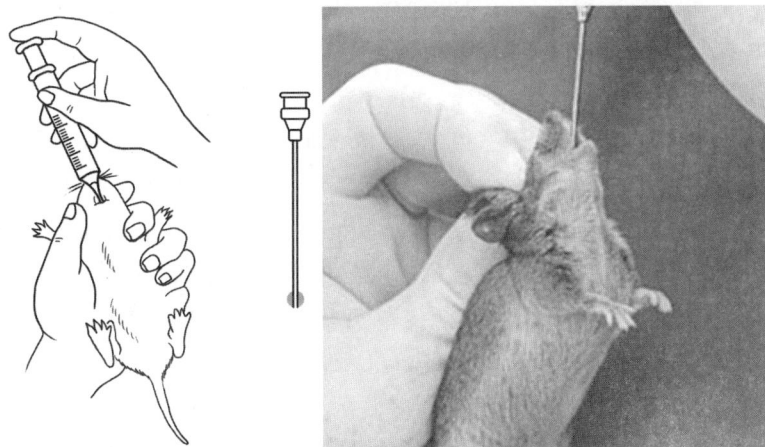

图4-18 小鼠、大鼠(或豚鼠)的灌胃方法

一般灌胃针插入 3～4 cm(小鼠)或 4～6 cm(大鼠或豚鼠)后可将药物注入。

2. 猴、犬、猫、兔 灌胃时,先将动物固定,再将特制的扩口器放入动物口中,并用绳将扩口器固定于嘴部。将带有弹性的橡皮导管(如导尿管)经扩口器上的小圆孔插入,沿咽后壁进入食管。此时应检查导管是否插入食管,可将导管外口置于一个盛水的烧杯中,如不产生气泡,即认为此导管在食管中,可将药液灌入。灌胃完毕,先拔出导尿管,再取下张口器(图 4-19)。

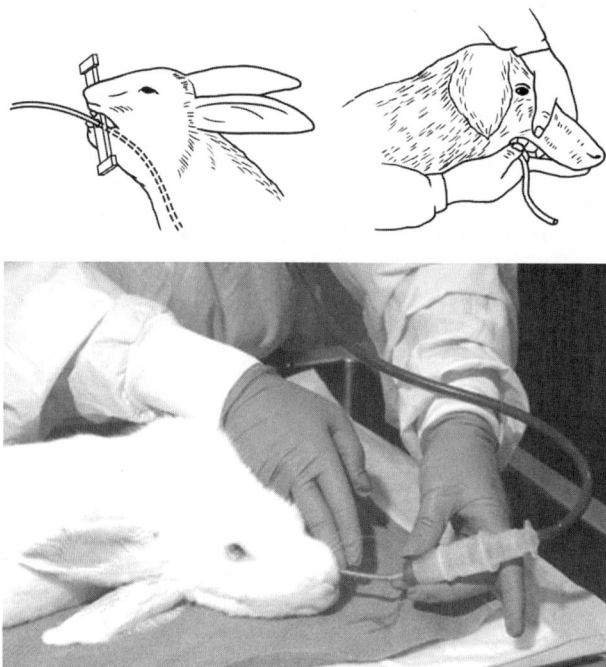

图 4-19 犬、兔的灌胃方法

(图片来源:American College of Laboratory Animal Medicine)

各种动物一次灌胃的量根据体重大小而不同:小鼠为 0.2～1.0 ml,大鼠为 1～4 ml,豚鼠为 1～5 ml,家兔为 80～150 ml,犬为 200～500 ml。

(二)注射给药

1. 皮下注射 皮下注射是将药液推入皮下结缔组织,经毛细血管、淋巴管吸收进入血液循环的过程。注射时,常规消毒注射部位皮肤,用左手拇指和示指提起皮肤,注射针头以钝角刺入皮下,将针头轻轻向左右摆动,易摆动则表示已刺入皮下,再轻轻抽吸,如无回血,可缓慢地将药物注入皮下(图 4-20)。拔针时左手拇指和示指捏住进针部位片刻,以防药物外漏。皮下注射部位选择:大鼠一般在侧下腹部,豚鼠一般在后大腿内侧或小腹部,兔一般在背部或耳根部,犬、猫多在大腿外侧,蛙类可在脊背部淋巴囊。

2. 皮内注射 皮内注射是将药液注入皮肤的表皮与真皮之间。此法可用于观察皮肤血管的通透性或皮内反应,多用于接种、过敏试验等。操作时须将注射局部脱去被毛。常规消毒后,用左手拇指和示指按住皮肤并使之绷紧,在两指之间,用连接注射器的 4 号小

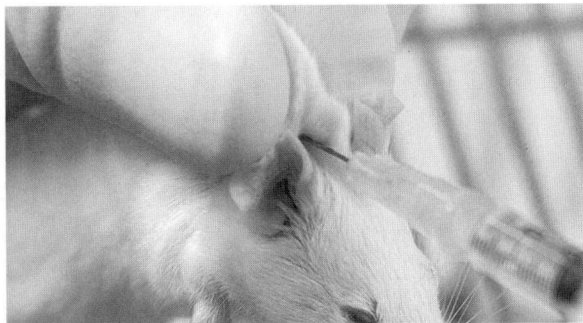

图 4-20　小鼠皮下注射方法

（图片来源：http://www. procedureswithcare. org. uk/subcutaneous-injection-in-the-mouse/）

针头紧贴皮肤表层刺入皮内，然后再向上挑起并稍刺入，即可注射药液，皮肤表面此时可见一个白色小皮丘。

3. 肌内注射　一般多选用臀部或股部肌肉发达、无大血管通过的部位。注射时将针头迅速刺入肌内，回抽无回血，即可进行注射。给大鼠、小鼠等小型动物做肌内注射时，用左手抓住鼠的两耳和头部皮肤，右手取连接 5 号针头的注射器，将针头刺入大腿外侧肌肉，即可将药液注入。

4. 腹腔注射　常用于大鼠或小鼠给药。用左手捕捉并固定动物，使动物腹部朝上，头略低于尾部，右手将注射针头自下腹部（靠近腹白线的两侧）刺入皮下，将针头向前推 0.5～1.0 cm，再 45°穿过腹肌，缓缓注入药液。为避免伤及内脏，可使动物处于头低位，使内脏移向上腹（图 4-21）。若实验动物为家兔，则进针部位为下腹部腹白线外 1 cm 处。

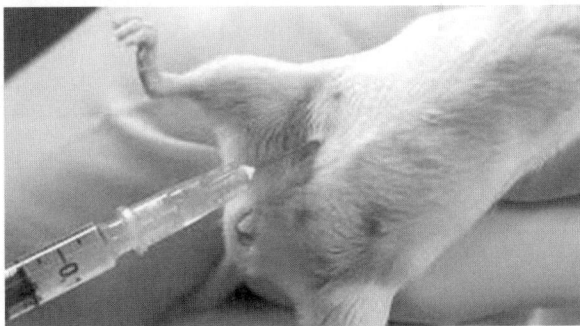

图 4-21　鼠类腹腔注射方法

（图片来源：http://www. procedureswithcare. org. uk/subcutaneous-injection-in-the-mouse/）

5. 静脉注射

（1）犬。多选用前肢内侧头静脉或后肢小隐静脉（图 4-22）。注射前应先剪去注射部位的被毛，用止血带扎紧静脉近心端，使血管充盈，针尖自远心端刺入血管，有回血后，固定针头，缓缓注入药液。

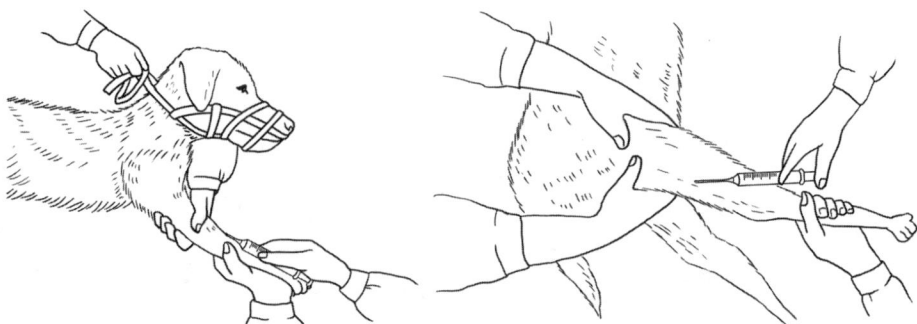

图 4-22　犬前肢内侧头静脉或后肢小隐静脉注射方法

（2）家兔。一般选用外侧耳缘静脉（图 4-23）。注射前应先拔去注射部位的被毛，用手指轻弹或轻揉兔耳，左手示指与中指夹住静脉的近心端，阻止静脉回流，使静脉充盈，拇指和环指固定耳缘静脉的远心端，右手持针尽量从远端刺入，回抽有回血后用左手拇指固定针头，放开示指和中指，将药液注入（图 4-23）。

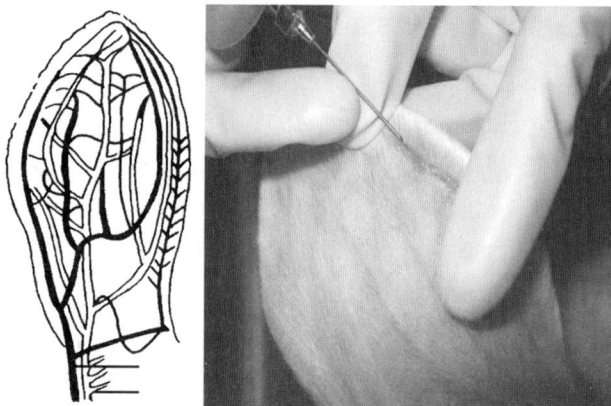

图 4-23　家兔耳缘静脉注射方法

（3）小鼠和大鼠。一般采用尾静脉注射。鼠尾静脉有 3 根，两侧及背侧各 1 根，左右两侧尾静脉较易固定，应优先选择。注射前先将动物固定在鼠筒或玻璃罩内，使鼠尾露出，在 45～50 ℃热水中浸泡，或用酒精擦拭，使血管扩张。用拇指和示指捏住鼠尾根部，再以环指和小指夹住尾端部，用中指从下托起鼠尾固定，右手持连接注射器的 4 号细针头，从鼠尾的下 1/4 处进针（图 4-24）。如针确已在静脉内，则注药无阻；如局部发白隆起，应拔出针头再移向前方静脉部位重新穿刺。

（4）蛙类。将蛙的脑和脊髓破坏后以仰卧位固定于蛙板上，沿腹中线稍左剪开腹肌翻转，可见腹静脉紧贴腹壁肌肉下行，将针刺入即可（图 4-25）。

6. 淋巴囊注射　蛙类皮下有数个淋巴囊，淋巴囊注射是蛙常用的给药途径，注射时应从口腔底部刺入肌层，再进入胸部皮下淋巴囊注药，这样抽针后药液才不易流出（图 4-26）。

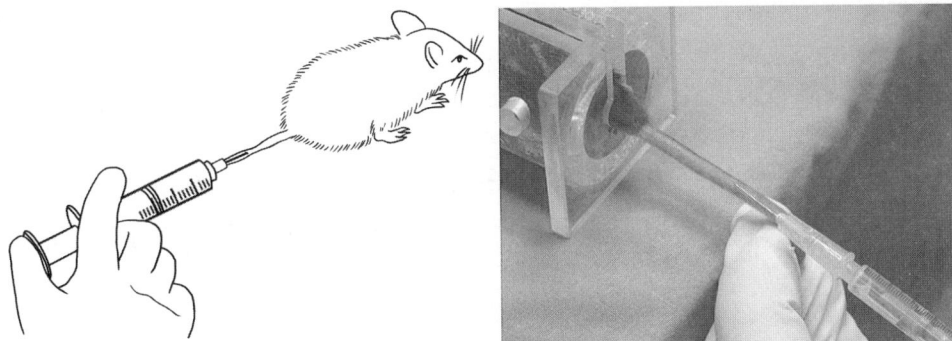

图 4-24　小鼠尾静脉注射方法

（图片来源：Encapsula NanoSciences／University of Cambridge）

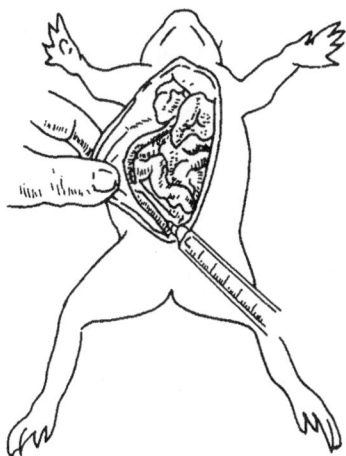

图 4-25　蛙类静脉注射方法

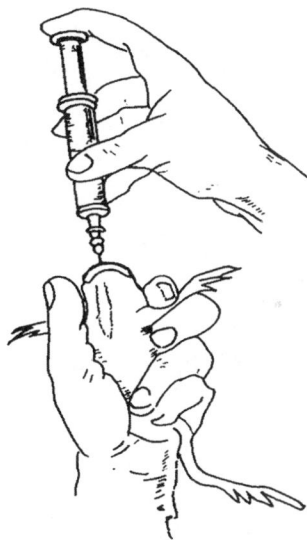

图 4-26　蛙类淋巴囊注射

此外，根据实验内容的不同，还可采取呼吸道给药、皮肤给药、脊髓腔内给药、小脑延髓池给药、直肠内给药、关节腔内给药等方法。

二、实验动物的取血方法

（一）大鼠、小鼠

1. 尾部取血　可采用针刺尾静脉和剪尾尖两种方法。

（1）针刺尾静脉。先固定动物，用酒精棉球消毒尾部，然后将注射针刺入尾尖部向上数厘米处的静脉后立即拔出。采血后用局部压迫、烧烙等方法进行止血。

（2）剪尾尖。将动物固定或麻醉后，露出鼠尾，将鼠尾置于 45～50 ℃热水中浸泡数分钟，使血管扩张。擦干鼠尾后，将尾尖剪去 1～2 mm（小鼠）或 5 mm（大鼠）。从尾根部向尾尖部按摩,血即从断端流出。

2. 眼部取血　可采用眼球后静脉丛取血法。用 7 号针头连接 1 ml 注射器或 10 ml 长玻璃管(一端烧制拉成直径 1～1.5 mm 的毛细管)。取血时左手抓住鼠两耳之间的皮肤,将头部固定,轻轻压迫颈部两侧,阻碍头部静脉回流,使眼球充分外突,球后静脉丛充血。右手持注射器或玻璃管,将其插入内眦部,向眼底方向旋转插入。插入深度小鼠为 2～3 mm,大鼠为 4～5 mm。因血压关系,血液自行流入管内,拔出针头或玻璃管,放松左手。为防止穿刺孔出血,可用纱布压迫眼球。数分钟后可在同一穿刺孔重复取血。小鼠一次可取血 0.2 ml,大鼠可取血 0.5 ml。

3. 大血管取血　可由颈动(静)脉、股动(静)脉、腹主动脉取血。在这些部位取血均须麻醉后固定动物,然后做动(静)脉分离手术,以充分暴露大血管。将注射器沿与大血管平行的方向刺入,抽取所需血量。也可直接用粗剪刀剪断大血管吸取所需血量,但切断动脉时,要防止血液喷溅。

4. 心脏取血　先将动物以仰卧位固定,左手示指在左侧第 3～4 肋间触及心尖搏动最强处,右手用连接针头的注射器在此穿刺,由于心脏搏动,血液直接进入注射器。心脏取血量小鼠为 0.5～0.6 ml,大鼠为 0.8～1.2 ml。

5. 断头取血　这需要助手配合操作。采血者用左手将鼠的头颈部握紧,右手抓住鼠的躯干和后肢,将颈部暴露。助手用粗剪刀将鼠颈剪断(用力要大),采血者迅速将鼠倒置,让血滴入容器。此方法常用于实验结束后血液采集量大时。

(二)豚鼠

1. 耳缘剪口取血　耳消毒后,用锐器割破耳缘,在切口边缘涂抹 20% 枸橼酸钠溶液,阻止血凝。血可自切口自动流入容器。操作时,使耳充血则效果更好。此法可取血 0.5 ml 左右。

2. 心脏取血　取血前应先探明心脏搏动最强部位,然后选心脏搏动最明显的部位(通常在胸骨左缘的正中)穿刺。针头宜稍细长,以免发生手术后穿刺孔出血。因豚鼠较小,一般不必将其固定在解剖台上,可由助手握住其前后肢进行取血。成年豚鼠取血量不应超过 10 ml。

3. 股动脉取血　将动物以仰卧位固定于手术台上,剪去腹股沟区的被毛,麻醉后局部用碘酒消毒。切开长 2～3 cm 的皮肤,使股动脉暴露,分离股动脉,然后用镊子提起股动脉,远端结扎,近端用止血钳夹住,在动脉中央剪一个小孔,插入无菌玻璃小导管或聚乙烯、聚四氟乙烯管,放开止血钳,血液即由导管流出。此法一次可取血 10～20 ml。

4. 足背静脉取血　固定动物,将其右或左后肢伸直,用酒精消毒足背,找出足背静脉后,一手拉住豚鼠的趾端,一手将注射器刺入静脉。拔针后立即出血,进针部位呈半球状隆起。取血后应压迫止血。

(三)家兔

1. 耳部取血　可由耳缘静脉或耳中央动脉取血。先拔去血管表面皮肤的被毛,轻揉兔耳或用酒精涂抹皮肤使血管扩张。可用注射器从耳中央动脉抽取数毫升血,也可用针头刺破耳缘静脉末梢取血。

2. 大血管取血 可由颈静脉、股静脉和后肢小隐静脉取血。

(1)颈静脉和股静脉取血。先麻醉家兔,做血管分离术,然后用注射器沿血管方向刺入并抽取血液。

(2)后肢小隐静脉取血。先将动物以仰卧位固定,然后在小腿上端扎止血带,小腿外侧皮下可见充盈的静脉,经皮穿刺即可取血。

3. 心脏取血 于第3肋间胸骨左缘3 mm心脏搏动最强处,将针头垂直刺入心脏,血立即进入注射器。此法一次可取血20~25 ml。

(四)犬和猫

1. 耳缘静脉取血 采血量较少时可用此法。用针头刺破静脉取血或直接用空针由耳缘静脉抽取所需血量。

2. 前、后肢静脉取血 前肢选用内侧的皮下头静脉(位于前肢前部,在下1/3处向内侧走行),后肢选用外侧的隐静脉。采血时,先将犬固定,用止血带扎住穿刺部位的上方,使静脉充盈。操作者手持注射器采血。

3. 颈静脉取血 此方法可取较多的血。先将犬麻醉并固定,固定时使颈部尽量后仰,助手用手压住颈静脉入胸处的皮肤,使静脉怒张。操作者用左手绷紧进针部位的皮肤,右手持注射器沿血管向近心端刺入。采血后应注意止血。

还可从犬的心脏或股动(静)脉采血,但这些方法对技术要求较高,不容易成功,除非有特殊要求,否则首选以上3种方法。

猫的取血方法与犬基本相似,可由前肢皮下头静脉、后肢隐静脉、耳缘静脉取血;采血量较大时,可从颈静脉抽取。

三、实验动物的处死方法

当实验中途停止或结束时,实验者应站在实验动物的立场上以人道的原则去处置动物,不让实验动物遭受任何恐怖和痛苦,也就是要施行安乐死。安乐死是指实验动物在没有痛苦感觉的情况下死去。实验动物安乐死方法的选择取决于动物的种类与研究的课题。

(一)颈椎脱臼法

颈椎脱臼法常用于小鼠。术者左手拇指、示指固定鼠头后部,右手捏住鼠尾,用力向后上方牵拉,听到鼠颈部咔嚓声即颈椎脱位、脊髓断裂,鼠瞬间死亡。

(二)断头、毁脑法

断头、毁脑法常用于蛙类。可用粗剪刀剪去动物头部,或用金属探针经枕骨大孔破坏脑和脊髓而致死。大鼠和小鼠也可用断头法处死,术者戴手套,两手分别抓住鼠头与鼠身,拉紧并暴露颈部,由助手持粗剪刀,从颈部剪断鼠头。

(三)空气栓塞法

术者用50~100 ml注射器向静脉内迅速注入空气,动物因气体栓塞血管而死亡。使猫与家兔致死的空气量为10~20 ml,犬为70~150 ml。

（四）放血法

（1）鼠可用摘除眼球，从眼眶动静脉大量放血而致死。

（2）家兔和猫可在麻醉状态下切开颈部，分离出颈总动脉，用止血钳或动脉夹夹闭两端，在其中间剪断血管后，缓慢打开止血钳或动脉夹，轻压胸部可迅速放出大量血液，动物立即死亡。

（3）犬在麻醉状态下，可横向切开股三角区，切断股动、静脉，血液喷出，同时用自来水冲洗出血部位，防止血液凝固，几分钟后动物死亡。

第四节　急性动物实验基本手术操作

一、除去被毛

为动物手术前，应将手术部位的被毛去除，以利于手术的进行。根据不同的实验需要，可采用不同的去除被毛的方法。

（一）剪毛法

这是机能实验教学中常用的除被毛方法，适合于急性实验。可用弯头剪或粗剪刀剪被毛，剪毛范围应大于切口的长度。剪毛时需用一手将皮肤撑平，另一手持剪刀贴于皮肤，逆着毛的生长方向剪毛。剪下的毛应立即浸泡入水中，以免到处飞扬。

（二）拔毛法

大、小鼠皮下注射或家兔耳缘静脉注射、取血时常用此法除被毛。操作时，先将动物固定，再用拇指和示指将操作部位的被毛拔去。拔完被毛，可在皮肤上涂一层凡士林，以便更清楚地显示血管。

（三）剃毛法

先用肥皂水将需要去毛部位的被毛充分浸润，然后用剃毛刀顺着被毛的生长方向剃毛。若采用电动剃刀，则逆着被毛的生长方向剃毛。

（四）脱毛法

采用化学脱毛剂将动物的被毛脱去。此方法常用于大型动物的无菌手术，观察动物局部血液循环及其他各种病理变化。将动物需要脱毛部位的被毛先用剪刀尽量剪短，然后用棉球蘸脱毛剂薄涂在需要脱毛的部位，2～3分钟后，用温水洗去脱下的毛，再用干纱布将水擦干，涂上一层油脂。

二、切开与止血

（一）切开

根据实验要求确定手术切口的部位及大小。切开时先绷紧皮肤，刀刃与皮肤垂直，用力要得当，一次切开皮肤全层，切缝整齐而不偏斜。切开皮肤及皮下组织时，一般要求按解剖层次逐层切开，注意止血，避免损伤深层的重要组织器官（图4-27）。

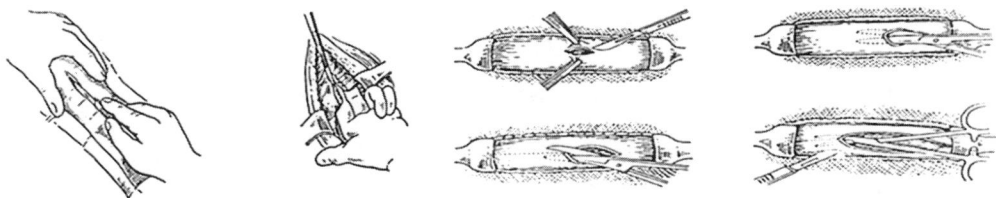

图 4-27 切开

(二)止血

止血是手术操作中的重要环节。手术过程中止血完善与否,不仅关系到手术操作能否顺利,而且关系到手术后动物是否安全、切口能否愈合以及是否造成并发症等。术中止血必须准确、迅速、可靠。常用的止血方法如下。

1. 预防性止血 术前 1~2 小时使用能提高血液凝固性的药物,以减少术中出血。常用的预防性止血剂有 10%氯化钙溶液、10%氯化钠溶液。局部麻醉时,配合应用肾上腺素,即在 1000 ml 普鲁卡因溶液中加入 2 ml 0.1%肾上腺素,利用其收缩血管的作用,可达到减少手术部位出血的目的。在四肢末梢、阴茎、尾部手术时,为避免出血过多,可在手术部位的上方缠止血带,待手术部位彻底止血后再松开。

2. 术中止血

(1)压迫止血。手术中出血一般可先用灭菌纱布或拧干的温热生理盐水纱布按压片刻,切勿用干纱布擦拭,以减少组织损伤。

(2)钳夹止血。用止血钳垂直于血流方向夹住血管断端,停留一段时间后取下止血钳。

(3)结扎止血。常用于压迫无效或较大血管的出血。出血点用纱布压迫蘸吸后,用止血钳逐个夹住血管断端,要夹准、夹牢,注意尽量少夹周围组织,再用丝线结扎止血。结扎时,先竖起止血钳,将结扎线绕过钳夹点之下,再将钳放平,钳尖稍翘起,打第一个结时,边扎紧边轻轻松开止血钳,再打第二个结。线结的种类有祖母结、平结和外科结(图 4-28)。打结方法有手打结和器械打结两种(图 4-29,4-30)。

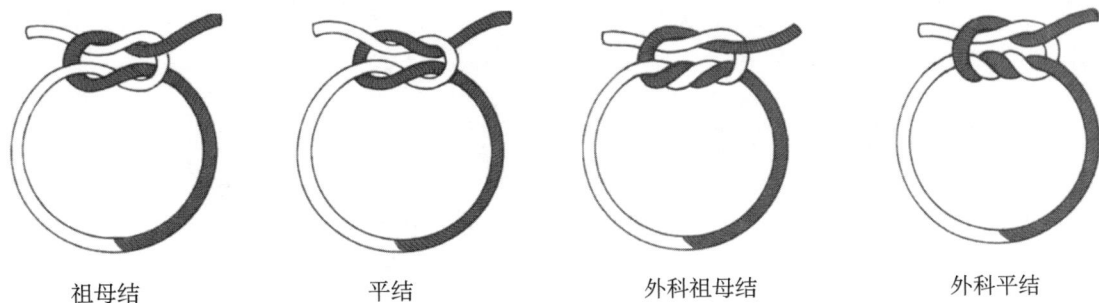

| 祖母结 | 平结 | 外科祖母结 | 外科平结 |

图 4-28 线结的种类

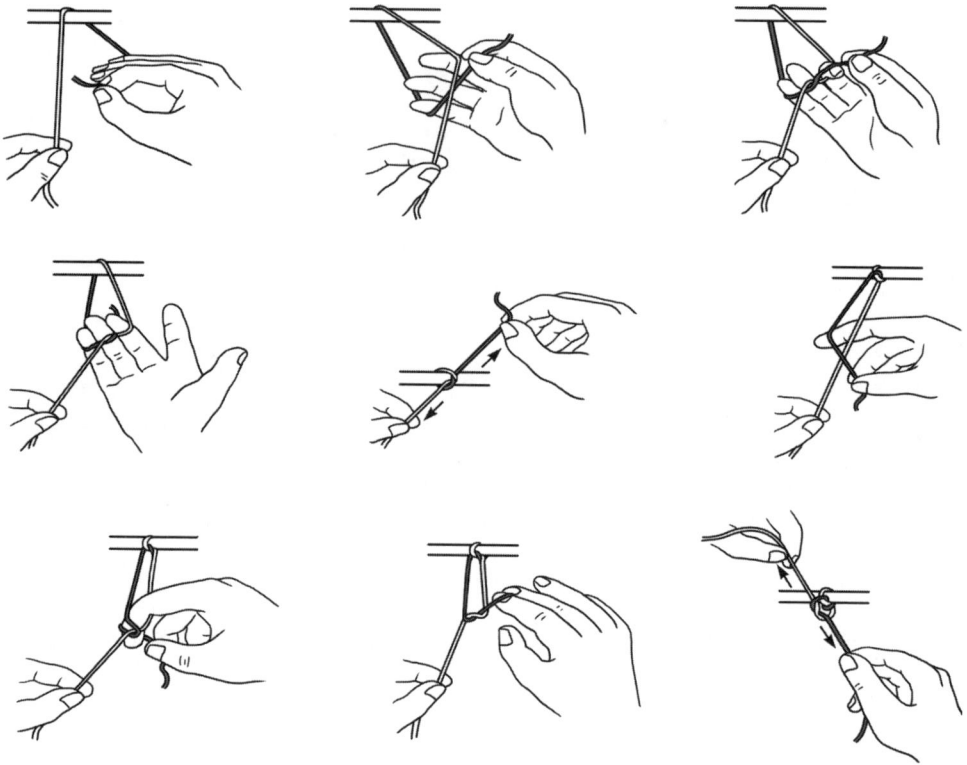

图 4-29　手打结

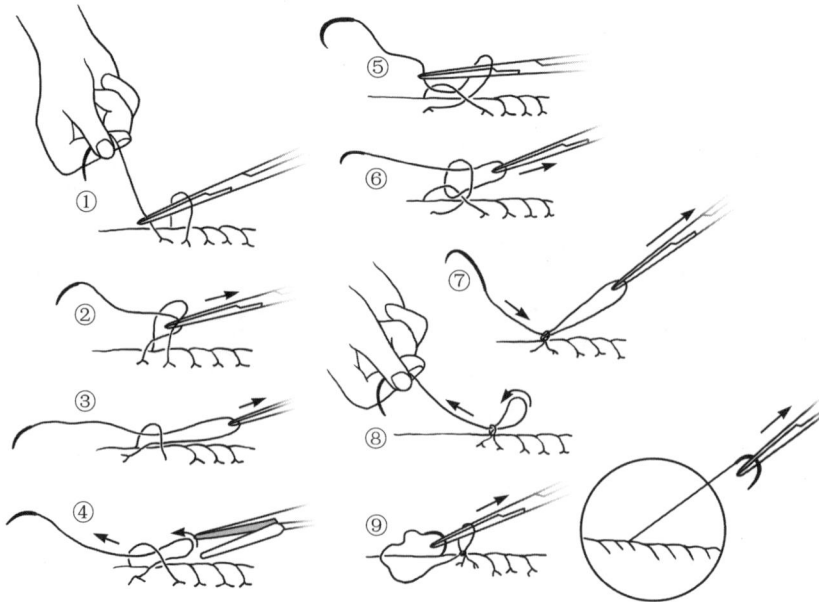

图 4-30　器械打结 (①→⑨)

（4）烧烙止血。以烧热的烙铁烧血管的断端，使血液和组织凝固，从而达到止血的目的。

（5）药物止血。当内脏出血时，可用纱布吸净积血，然后将止血粉、云南白药或凝血酶等涂撒在创面上，稍加压 5～10 秒即可止血。

三、组织分离

分离组织的目的在于充分显露深部组织，形成手术路径，便于切除病灶。操作时要遵循以下原则：在同一平面上力求一次垂直切开，确保切口边缘整齐，禁止斜切和锯切，以减少损伤，便于愈合；在切开多层组织时，一般应按组织层次分层切开，切口大小应适当；切开肌肉时，一般应沿肌纤维方向进行；要确保创伤分泌物顺利排出。

组织分离方法有如下两种。

（一）锐性分离法

使用刀、剪等锐性器械直接切割的方法，常用于皮肤、黏膜等各种组织的精细解剖和紧密粘连的分离。

（二）钝性分离法

使用刀柄、止血钳、剥离器或手指等分离肌肉、筋膜间隙疏松结缔组织的方法。

软组织分离要求按解剖层次逐层分离，并保持视野干净、清楚，原则上以钝性分离为主，必要时也可使用刀、剪。

1. 结缔组织的分离　将血管钳插入并撑开，做钝性分离。对薄层筋膜，确认没有血管时可使用刀、剪。对厚层筋膜，因其往往内含血管且不易透见，不要轻易使用刀、剪。使用血管钳做钝性分离时，应慢慢地分层，由浅入深，避开血管。若需要切断，应事先用两把血管钳进行双重钳夹（有时可结扎），再在两钳之间剪断。

2. 肌肉组织的分离　在整块肌肉与其他组织之间、一块肌肉与另一块肌肉分界处，顺肌纤维方向做钝性分离。肌肉组织内含有小血管，若需要切断，应事先用血管钳进行双重钳夹，结扎后才可剪断。

3. 血管和神经的分离　顺其直行方向，用玻璃分针小心分离，切忌横向拉扯。

四、缝合

缝合的方法有很多，主要包括间断缝合、连续缝合、毯边缝合、褥式缝合、减张缝合、荷包缝合和"8"字形缝合等（图 4-31）。间断缝合是最常用的缝合方法，一般的组织均可采用；连续缝合常用于缝合腹膜及胃肠道等，缝合较快，并有一定的止血作用；毯边缝合常用于皮片移植缝合、胃肠吻合时缝合后壁全层等，边缘对合整齐，有一定的止血作用；褥式缝合常用于胃肠道、血管等处的缝合；减张缝合常用于缝合皮肤，可与其他缝合并用，特点是缝线的进出孔距离创缘较远（2～4 cm），还可在打结前装上纱布圆枕，以减少组织张力，防止组织被缝线撕裂；荷包缝合常用于缝合胃肠道小穿孔及包埋阑尾残端等；"8"字形缝合常用于缝合筋膜、腱膜、肌肉等。

缝合前，应彻底止血，并清除腔内异物、凝血块及坏死组织。缝针的入孔和出孔要对

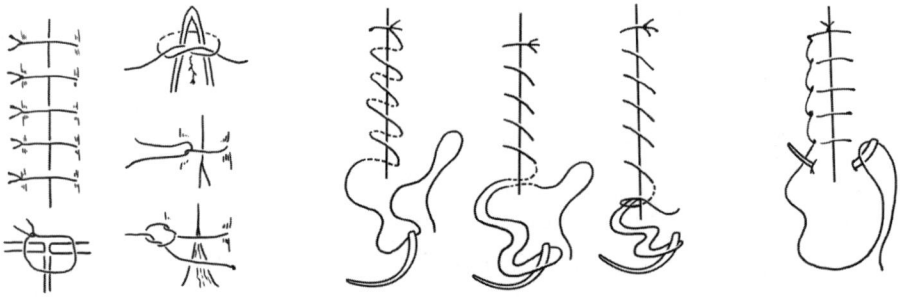

图 4-31　缝合

称,距离创缘 0.5~1 cm。缝线松紧应适宜。打结最好集中于创缘的同一侧。必要时考虑做减张缝合和留排液孔。缝合时,必须遵守无菌常规。

外部创口缝线经一定时间后(7~14 天)均需拆除。根据创口缝合情况,可决定分次拆除还是一次拆除。创口化脓时,可根据治疗需要拆除全部或部分缝线。拆线前,在缝合处,尤其在缝线和针孔上,应先用碘酒和酒精消毒。

五、动物实验意外事故及急救处理

在机能实验中,手术时的操作不慎、动物生理状态不佳或一些无法预测的因素,可能造成动物窒息、大出血等事故。一旦发生这种情况,不用慌张,先确定造成意外事故的原因,再采取相应措施,防止情况进一步恶化。

(一)麻醉过量和窒息

麻醉是动物手术中必不可少的过程,由于动物的生理状态不同,有时会出现麻醉过量现象,造成呼吸或循环系统异常,此时应根据过量的程度,采用不同的方式处理。若动物呼吸极慢而不规则,但血压和心搏仍正常,可施行机械通气,并给予苏醒剂。若动物呼吸停止、血压下降,但仍有心搏,应迅速施行机械通气,同时注射温热的 50% 葡萄糖溶液、1:10 000 肾上腺素及苏醒剂。若动物呼吸停止,而且心搏极弱或刚停止,应用含有 5% CO_2 和 95% O_2 的混合气体进行机械通气,同时进行心脏按摩和注射温热的生理盐水。心搏恢复后,注射 50% 葡萄糖溶液及苏醒剂。

(二)大出血

在机能实验中,由于操作失误或无法预见的原因,有时会出现大出血。遇到这种情况,不用慌张,先尽快查明出血原因,再采取相应措施。一般造成大出血的原因有以下两种。

1. **大血管被剪破**　找到出血口后,立即用止血钳钳住出血口的两侧。如出血口不是很大,钳住一段时间后,血液会凝固,放开止血钳后不会再出血;如出血口较大,则用止血钳钳住后,再用线将出血口两侧结扎,以防进一步出血。有时出血量非常大,来不及用止血钳止血,也可用手指夹住出血口,再用止血钳止血。

2. **渗透性出血**　虽然渗透性出血是由一些小血管破裂造成的,但很多小血管同时出血,造成的总体出血效应还是相当严重的。此时,应先确定出血部位,然后用浸过温生理盐水的棉花压迫出血部位,或用明胶海绵覆盖出血部位,也可用前面提到的烧灼止血法烧灼出血部位。烧灼止血法虽然对组织有一定损伤,但止血效果很好。

第五节　颈部手术方法

一、气管切开及插管

将已麻醉的动物以仰卧位固定于手术台上,用粗剪刀剪去动物颈部的被毛。根据动物的大小,在其颈正中线从甲状软骨下到胸骨上缘做 5~8 cm 的切口。用止血钳纵向钝性分离皮下组织,可见到胸骨舌骨肌,沿左右两侧胸骨舌骨肌间隙分离肌肉,并将两条肌肉向两外侧牵拉,以充分暴露气管。再用止血钳将气管与背侧的结缔组织和食管分离,游离一段气管并在下方穿粗线绳备用。用手术剪于甲状软骨下第 3~4 软骨环处做倒"T"形切口,气管上的切口不宜过大或过小。如气管内有出血或分泌物可用棉球擦净,然后将气管导管(金属质或玻璃质)由切口处向胸腔方向插入气管腔内,用备好的粗线绳结扎固定气管,并固定在气管导管分叉处,以防脱落(图 4-32)。

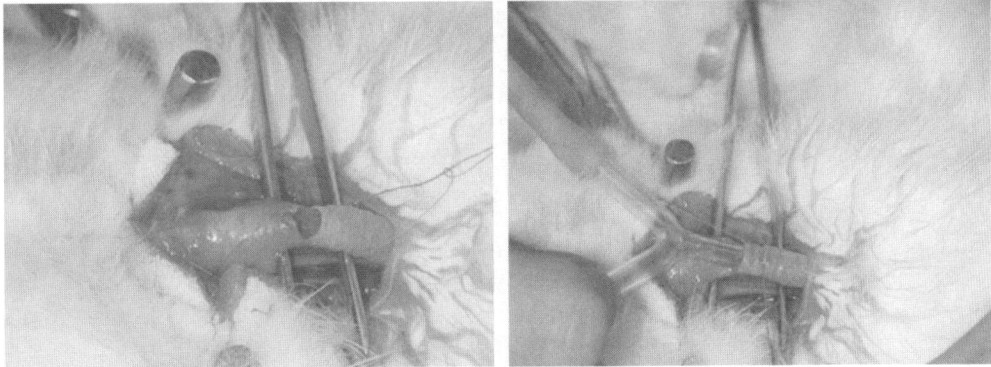

图 4-32　气管切开及插管方法

(图片来源:http://blog.sina.com.cn/s/blog_54bdccee01000475.html)

二、颈外静脉的分离及插管

沿颈正中线从甲状软骨下到胸骨上缘做 5~7 cm 切口,亦可用组织镊或止血钳轻轻提起两侧皮肤,沿颈正中线将颈部皮肤切开约 1 cm 的小口,随后用血管钳紧贴皮下向上、向下钝性分离皮下组织,再用手术剪剪开皮肤至所需要的切口长度。用止血钳或镊子轻轻提起皮肤,用手指从皮肤外将皮肤外翻,可见到颈外静脉。沿血管走向用止血钳钝性分离皮下筋膜,暴露血管 3~5 cm 并穿线 2 根备用。用动脉夹夹闭血管近心端,待血管充盈后再结扎远心端,于结扎线前一点的位置用眼科剪做"V"形切口剪开血管,将玻璃分针或眼科镊插入血管内轻挑血管壁,将已准备就绪的静脉导管(连同输液装置)插入血管 2 cm

左右,用备好的线结扎导管并固定在胶布上以防脱落。

三、颈总动脉及神经的分离

在气管的一侧用拇指和示指将皮肤和肌肉提起并外翻,同时用另外三指在皮肤外向上顶,便可见与气管平行的颈动脉鞘。用生理盐水棉球或纱布顺着血管走向轻轻拭去血液后,用蚊式止血钳分离鞘膜,将颈总动脉稍稍移向一旁,以便看清其伴行的一束神经,其中迷走神经最粗、最亮,交感神经次之,最细的是减压神经(只有兔才有此独立分支神经)。减压神经位于迷走神经与交感神经之间,但位置变异较大,应仔细辨认,需用此神经时可在其下方穿线。然后,游离一段颈总动脉,穿线备用(图 4-33)。

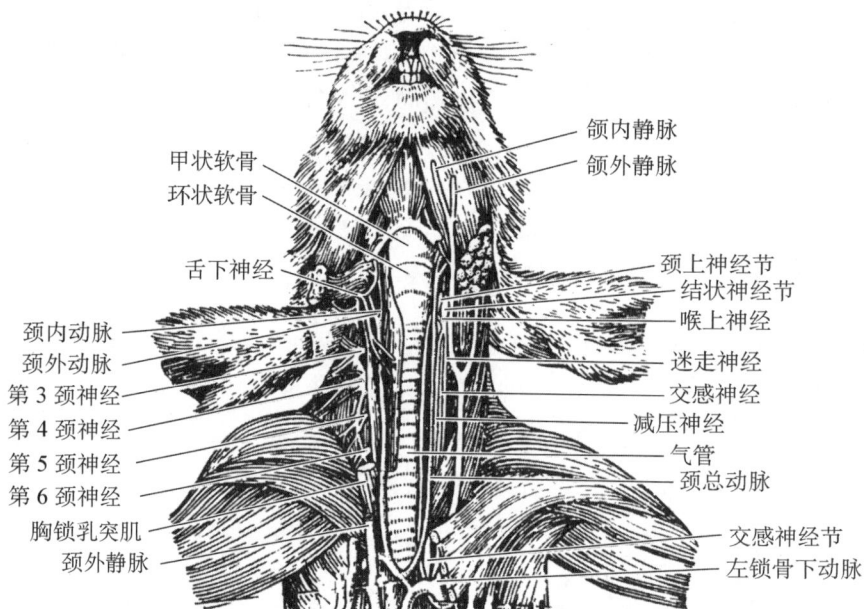

图 4-33　颈总动脉及神经的分离术

四、颈总动脉插管

颈总动脉插管是一项常用的实验技术,能否顺利完成将直接影响后续实验的进行,因此是整个实验进程的关键。

(一)术前准备

选择合适的动脉导管,使血压传感器及动脉导管内充满肝素生理盐水,排净系统内的气泡。

(二)动脉插管

将分离好的颈总动脉尽量靠近头部用线结扎,近心端用动脉夹暂时夹闭,用左手拇指和中指拉住近头端结扎线头,示指从血管背后将血管轻轻托起,右手持眼科剪在靠近头端结扎线处与血管成锐角做"V"形切口,剪开血管直径的 1/3,将已准备好的动脉导管从切口处向心脏方向插入合适的长度(图 4-34)。双线结扎固定,再用胶布固定于导管。此时松开动脉夹(不是取出),可见导管内液体随心搏而波动,确认无渗血后,取出动脉夹。

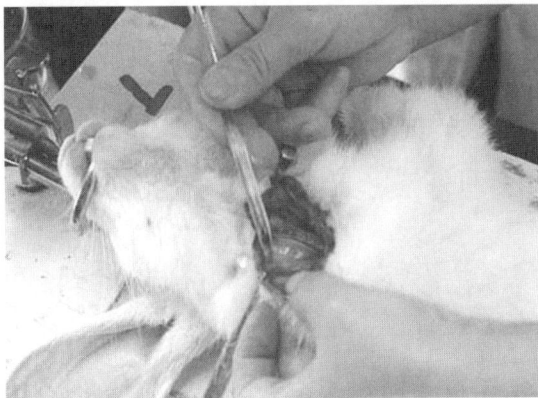

图 4-34　颈总动脉插管

(三)意外的处理

1. 血管破裂　血管破裂的常见原因是操作不当(造成导管刺破血管壁)或动物挣扎(将血管拉断)。发现血管破裂时应迅速查找破口位置,将导管继续送入动脉一定长度,直至超过破口处,然后在破口处穿线结扎。如血管已经断开,可用生理盐水纱布或棉球压迫止血并将断端血管结扎,避免大出血。根据剩余血管的长度,可重新插管或选择另一侧血管再插管。

2. 导管内凝血　如是小凝血块,可再次从传感器的三通推入肝素溶液。如血凝块反复阻塞导管口或凝血块太大,应将导管拔出,将血管内和(或)导管内的凝血条、块排出后再行插管。

五、左心室插管

颈部血管是心导管技术常选择的部位(也可选择股部血管)。左心室插管需要在 BL-410 系统的监视下进行。系统的实验项目可选择动脉血压调节或血流动力学,开启实验监视状态。在导管前端 12 cm 涂抹少许液体石蜡以减少摩擦,按颈动脉插管的方法从右颈总动脉插入血管后放开动脉夹,此时监视器屏幕上可看到动脉血压的波形。继续向前插入,当接近主动脉瓣时,握导管的手可感受到脉搏样的搏动,放开导管也可见到导管随心搏而搏动。此时再前进一点,搏动消失,生物信号显示屏上可看到动脉血压的波形被左心室压代替,表示已进入左心室,此时结扎导管并固定。

该操作应注意:动物麻醉程度要适中,麻醉过深容易引起死亡,麻醉过浅容易因动物躁动而影响插管;心导管内应充满肝素生理盐水以防止导管内凝血;插管时动作要轻柔,遇到阻力时不能硬推,应稍向后退,然后改变方向重插;要注意导管固定的位置和松紧程度,不能因导管固定过松使导管退出血管,也不能让导管顶在左心室壁上或在心室内过度弯曲,甚至刺破心室壁。

第六节　胸部手术方法

实验性腹水模型和实验性心肌梗死模型常需要进行胸部手术,因此,开胸是动物实验中常用的手术之一。打开胸腔前,为保证呼吸运动正常进行,必须先做气管插管,使用呼吸机。麻醉后固定动物,做好气管插管,调试好呼吸机,将呼吸机的进气管和出气管与气管导管的两个侧管接好后便可开胸。

一、开胸

根据实验需要,将左侧胸壁术野的被毛剪去,沿胸骨左缘做 6～8 cm 长的切口,钝性分离肌肉,暴露第 7～9 肋骨。将长止血钳从第 9、10 肋间隙垂直插入胸腔,然后倒向反转,向上从第 6、7 肋间隙穿出并夹紧。再用上法平行夹上另一把止血钳。用粗剪刀于两钳之间剪断第 7～9 肋骨。将两钳向两侧拉开,暴露心脏。

二、夹闭后腔静脉

用上法开胸后,于心脏背下方找到后腔静脉,用套有胶管(如气门芯)保护的蚊式止血钳将后腔静脉的大部或全部夹闭。

三、夹闭冠状动脉分支

开胸方法同上,但切口应在右侧靠近胸骨缘,或在胸骨体上做切口(此法不容易破坏胸膜腔)。开胸暴露心脏后,用眼科镊夹起心包膜,并用眼科剪剪开,借助手术无影灯的光亮,看清冠状动脉前降支和左室支。可用蚊式止血钳将其夹闭,也可用丝线穿线结扎,即可造成急性心肌梗死。

第七节　腹部手术方法

腹部手术多用于尿生成实验和观察肠系膜微循环的实验。膀胱插管、输尿管插管和尿道插管的目的是收集尿液,这 3 种方法各有特点,因实验目的或动物而异。

一、膀胱插管

麻醉并以仰卧位固定动物,剪去耻骨联合以上的下腹部被毛,于耻骨联合上缘 0.5 cm 处沿正中线切开皮肤 3～5 cm,即可看见腹白线。沿腹白线切开或用止血钳及小镊子在腹白线两侧夹住肌肉并轻轻提起,用手术剪剪开一个小口,然后左手示指和中指从小口伸入腹腔并分开两指,右手用手术剪在两指间向上、向下剪开腹腔 3～4 cm。此时,如膀胱充盈则极好辨认,如膀胱空虚则可根据解剖部位和膀胱外形寻找。轻轻将膀胱移出腹腔,在膀胱顶部血管少的地方做一个小的横切口,将准备好的膀胱导管插入膀胱,尽量使漏斗状的导管口对准输尿管开口,然后在膀胱外于漏斗状的缩小处结扎稳妥,膀胱导管的另一端与记滴装置相连。

二、输尿管插管

输尿管插管也是收集尿液的常用方法。按照膀胱插管的方法找到膀胱,用手轻轻将膀胱拉出腹腔(也可用镊子夹住膀胱顶部将其向前、向下翻移出腹腔),再用玻璃分针仔细分离出一段输尿管并穿线备用。用左手小指托起输尿管,右手持眼科剪与输尿管成锐角做"V"形切口剪开输尿管壁,将充满液体的输尿管导管向肾脏方向插入并结扎固定。

准确找到输尿管是成功的关键。要记清解剖部位和邻近器官的关系,切勿将输精(卵)管、血管等当作输尿管;手术操作应轻柔、快速,准确无误地将输尿管导管送入输尿管管腔;注意保持输尿管通畅,避免输尿管扭曲,如有出血现象,为防止凝血块阻塞输尿管导管,可向内注入少量肝素溶液;术后用温热生理盐水纱布覆盖切口,避免损伤性尿闭的发生。

三、尿道插管

尿道插管是最常用的尿液收集方法,可用于反映较长时间内尿量变化的实验。雄性家兔比雌性家兔更容易操作。先选择合适的导尿管,然后在其头端约 12 cm 涂上液体石蜡以减少摩擦。在兔的尿道口滴几滴丁卡因做表面麻醉,然后将导尿管从尿道口插入。见尿后再前进一点,随后用线或胶布固定。中途如发现无尿流出,可改变导尿管方向,或向内、向外进退调整导尿管以保证尿流通畅。

四、肠系膜微循环标本的制备

在左侧腹部腋前线处做长约 6 cm 的纵向切口,钝性分离腹肌,打开腹腔,将大网膜推开,找出一段游离度较大的小肠祥,轻轻地拉出,放在盛有 38 ℃生理盐水或台氏液的微循环恒温灌流盒内,将肠系膜平铺在有机玻璃凸形观察台上,压上固定板,注意不要压住小肠。整个过程中动作要轻柔,以免造成创伤性休克。

第八节　动物离体标本制备与保存

一、蛙或蟾蜍坐骨神经-腓肠肌标本的制备

(一)实验原理

蛙或蟾蜍等两栖类动物的一些基本生命活动和生理功能与恒温动物相似,而其离体组织生活条件易于掌握,在任氏液的浸润下,神经-肌肉标本可较长时间保持生理活性,因此,在生理学实验中常用蛙或蟾蜍坐骨神经-腓肠肌离体标本来观察神经肌肉的兴奋性、兴奋过程及骨骼肌收缩特点等。

(二)实验器材与药品

蛙类手术器械和药品 1 套,包括蛙板、玻璃板各 1 块,粗剪刀、直剪刀各 1 把,大镊子、

小镊子各 1 把,眼科剪 1 把,探针 1 根,玻璃分针 2 根,大烧杯、小烧杯各 1 个,滴管 1 支,培养皿 1 个,细线,任氏液,锌铜弓。

(三)实验方法和步骤

1. **破坏脑和脊髓** 取一只蟾蜍,用自来水冲洗干净。左手握住蟾蜍,用示指压住头部前端使头前俯,右手持探针从枕骨大孔向前刺入颅腔(图 4-35),左右搅动以捣毁脑组织,然后将刺蛙针退回枕骨大孔,将针尖转向后插入柱管中捣毁脊髓。插入椎管时,蟾蜍后肢立即失去紧张性,多数情况出现尿失禁。若脑和脊髓破坏完全,可见蟾蜍四肢松弛、呼吸消失。

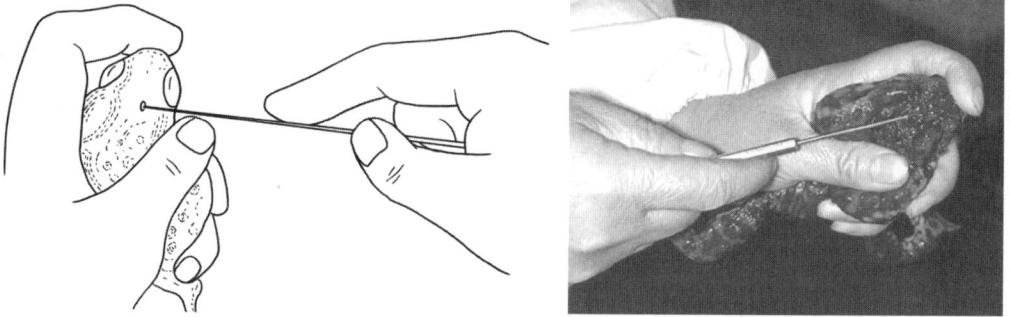

图 4-35 破坏脑和脊髓

(https://www.wendangwang.com/doc/781a194413b91fd81381672d)

2. **剪除躯干上部和内脏** 在骶髂关节水平以上 0.5～1.0 cm 处用粗剪刀剪断脊柱。用大镊子夹住后端脊柱,以粗剪刀沿脊柱两侧剪除所有内脏及头胸部,留下后肢、骶骨、后端脊柱及紧贴于脊柱两侧的坐骨神经(图 4-36)。

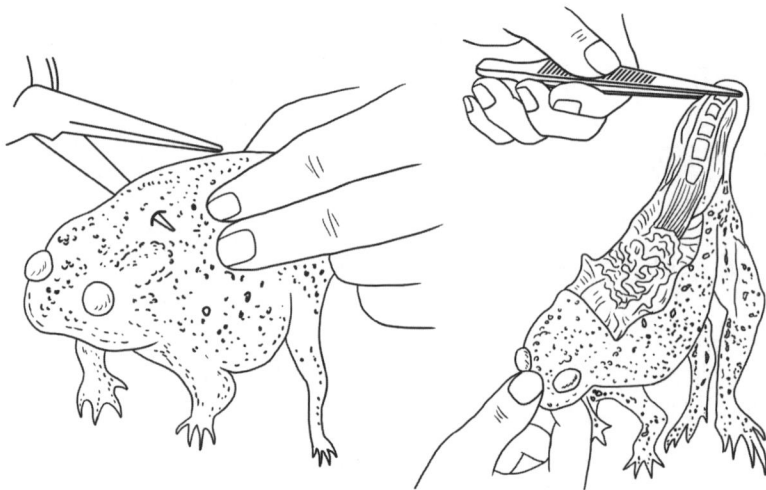

图 4-36 剪除躯干上部和内脏

3. **剥皮** 左手用大镊子或直接用手捏住脊柱断端（注意不要压迫神经），右手捏住断端边缘皮肤，向下剥去全部的后肢皮肤（图 4-37），将标本置于盛有任氏液的培养皿中。将手和用过的器械洗净。

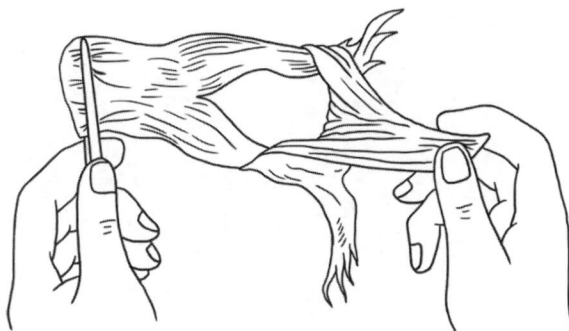

图 4-37 剥皮

（图片来源：The McGill Physiology Virtual Lab）

4. **分离两腿** 用玻璃分针沿脊柱两侧游离出两条坐骨神经，并于近脊柱处各扎一细线，然后在扎线与脊柱之间剪断神经。提着神经上的细线，将两条坐骨神经分别置于两条大腿上，左手持脊柱，将骶骨翘起，将下位脊柱全部剪除。捏着两侧髂骨向反方向分离，使耻骨联合脱臼后，沿耻骨联合正中将两下肢剪开，将一条腿浸于任氏液中备用，将另一条腿置于浸有任氏液的玻璃板上。

5. **游离坐骨神经和剪断股骨** 认清坐骨神经沟和腓肠肌的部位，用眼科剪剪断梨状肌及其周围的结缔组织，左手提着神经上的细线，右手持眼科剪或玻璃分针沿坐骨神经沟细心剥离，直至将坐骨神经剥离到腘窝。将游离干净的坐骨神经放在小腿上，沿膝关节的周围将大腿的所有肌腱剪断，并用直剪刀刮净股骨下段附着的肌肉，在股骨上 1/3 处剪去上段股骨及所附的肌肉，这样便制成坐骨神经-小腿标本（图 4-38）。

6. **游离腓肠肌** 在坐骨神经-小腿标本的基础上，用直剪刀将跟腱的下端剪断，在跟腱与肌肉交界处扎一条细线，左手提线，右手用直剪刀游离腓肠肌，直到膝关节。最后用粗剪刀在膝关节下将小腿剪去，留下的即为坐骨神经-腓肠肌标本（图 4-39）。用锌铜弓的两极轻轻接触做好的标本的坐骨神经，如腓肠肌立即收缩，表示标本的兴奋性良好，然后将标本放入任氏液中，待其兴奋性稳定后再进行实验。

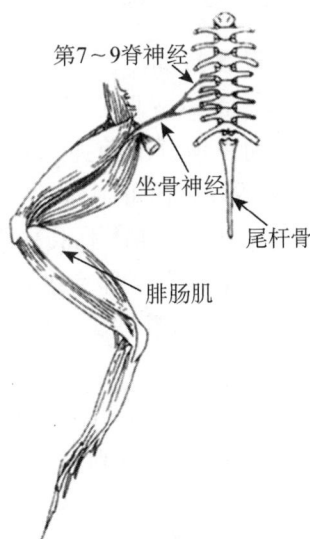

第7～9脊神经

坐骨神经

尾杆骨

腓肠肌

图 4-38 坐骨神经-小腿标本

（图片来源：The McGill Physiology Virtual Lab）

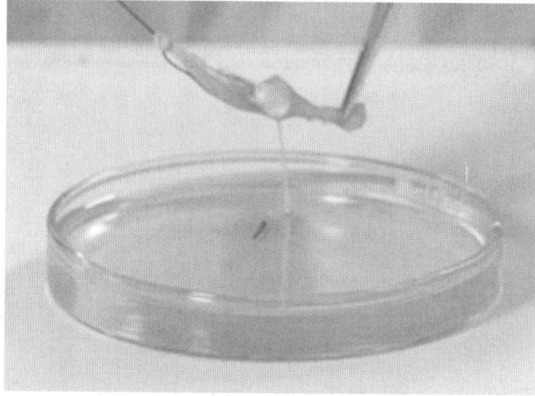

图 4-39　坐骨神经-腓肠肌标本

（图片来源：J. Zhang，et al. arXiv：1404.5931，2014）

（四）注意事项

（1）已剥离皮肤的组织避免接触皮肤毒液或其他不洁物。

（2）分离神经时，一定要用玻璃分针，不能随便用刀、剪进行操作。

（3）不能过分牵拉神经，以免造成损伤。

（4）标本制备过程中应适当地用任氏液湿润标本。

（5）避免用手指或金属器械接触或夹持标本的神经肌肉部分。

二、离体蛙心标本的制备

（一）标本制备

1. 暴露蛙心　取一只蟾蜍，破坏脑和脊髓，将其以仰卧位固定于蛙板上。从剑突下将胸部皮肤向上剪开或剪掉，然后剪掉胸骨，打开心包，暴露心脏和动脉干。

2. 观察心脏的解剖结构　在腹面可以看到一个心室，其上方有两个心房，心室右上角连着一个动脉干，动脉干根部膨大为动脉圆锥，也称动脉球。动脉向上可分左、右两支。用玻璃针从动脉干背部穿过，将心脏翻向头侧，在心脏背面两心房下面，可以看到颜色紫红的膨大部分，为静脉窦，这是两栖类动物心脏的起搏点。观察静脉窦、心房、心室间收缩的先后关系。

3. 心脏插管　先用丝线分别结扎右主动脉、左右肺动脉、前后腔静脉，也可以在心脏下方绕一丝线，将上述血管一起结扎，但此结扎应特别小心，勿损伤静脉窦，以免引起心搏骤停。结扎时，可用蛙心夹在心脏舒张期夹住心尖，将心脏连线提起，看清楚再结扎。准备插管，在左主动脉下穿一条丝线，打一个松结，用眼科剪在左主动脉上向心剪斜口（一定要剪破动脉内膜），让心脏里的血尽可能流出（以免插管后血液凝固）。用任氏液将流出的血冲洗干净后，把装有任氏液的蛙心导管插入左主动脉，插至主动脉球后稍退出，再将导管沿主动脉球后壁向心室中央方向插入，最后经主动脉瓣插入心室腔内。此时可见导管内液面随心搏上下移动。将预先打好的松结扎紧，并将线固定在导管壁上的玻璃小钩上防止滑脱，用滴管吸去导管内液体，更换新鲜的任氏液，小心提起导管和心脏，在上述血管结扎处的下方剪去血管和所有的牵连组织,将心脏离体(图 4-40)。此时,离体蛙心已制备成功,可供实验。

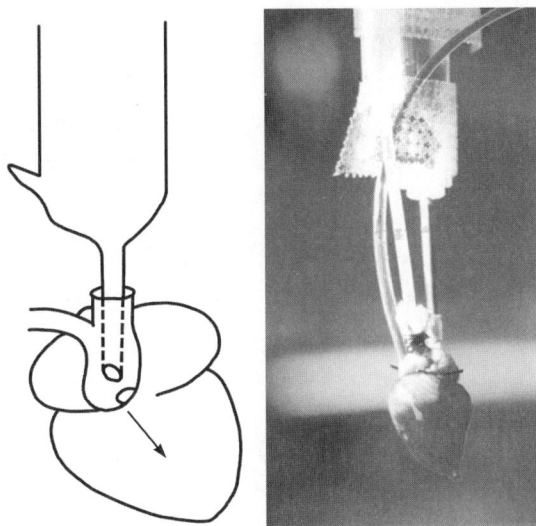

图 4-40　离体蛙心标本

(图片来源:Am J Physiol Heart Circ Physiol.
2012 Jul 15;303(2):H156-67)

(二)注意事项

(1)制备蛙心标本时,勿伤及静脉窦。

(2)每次换液时,蛙心套管内液面应保持同一高度。

(3)随时滴加任氏液于心脏表面,使之保持湿润。

三、离体主动脉条的制备

(一)制备方法

取一只兔或大鼠,猛击其头部致死,立即剖开胸腔,分离胸主动脉,尽可能于近心脏处将其切断,迅速置于盛有克氏液并通以含有 95% O_2 和 5% CO_2 的混合气体的培养皿中,剔除血管外结缔组织及脂肪,洗去凝血块,轻轻套在较主动脉稍小的玻璃棒上。然后用眼科剪把主动脉呈螺旋形剪开,制成宽约 3 mm、长 1.5~2 cm 的主动脉条,两端分别用线结扎,置于盛有克氏液并通以含有 95% O_2 和 5% CO_2 的混合气体的恒温 37 ℃的麦氏浴管内,平稳 90~120 分钟后进行实验。也可把胸主动脉剪成多个宽 2 mm 的动脉环代替血管条做实验。

(二)注意事项

(1)标本勿用手拿,应以镊子夹取,且不可在空气中暴露过久,以免失去敏感性。

(2)克氏液必须用新鲜蒸馏水配制。

(3)余下的动脉条连同克氏液置于 4 ℃冰箱中,1~2 天内仍可用于做实验。

四、离体气管标本的制备

(一)气管连环标本制备

豚鼠 1 只,体重 500 g,用木槌击毙,立即从腹面正中切开皮肤和皮下组织,小心分离出气管。自甲状软骨下剪下整段气管,置于盛有克氏液的平皿中,剪除气管周围组织。从软骨环之间由前向后和由后向前进行交叉横切,均不完全切断而保留一小段。从上到下横切 10~15 处。将两端缝线,一端固定,另一端拉开,即形成气管连环。

(二)气管螺旋条标本制备

将气管由一端向另一端呈螺旋形剪成条状,每 2~3 个软骨环剪一个螺旋。亦可用一根直径 2~3 mm 的玻璃棒或竹棒,将气管套在其上,用粗剪刀剪成或用手术刀切成螺旋状。可用整个螺旋长条做一个标本,也可用半段螺旋条做一个标本。

分离气管及制作气管螺旋条标本时,动作要快速而轻柔,切勿用镊子夹伤气管平滑肌。

(陈　光)

第五章

基础性实验

实验一　不同刺激强度、刺激频率对骨骼肌收缩的影响

【目的】

掌握制备坐骨神经-腓肠肌标本的方法；了解生物信号采集处理系统和张力换能器的使用方法；了解刺激强度、刺激频率与骨骼肌收缩幅度及收缩形式之间的关系；掌握阈刺激、阈上刺激、最大刺激和单收缩、强直收缩等基本概念。

【原理】

活的可兴奋组织具有对刺激发生反应的能力，即兴奋性。但刺激要引起组织兴奋必须具备 3 个条件，即刺激强度、刺激持续时间和强度-时间变化率。本实验后两个条件不变，观察改变刺激强度对骨骼肌收缩的影响。

不同种类的组织兴奋性高低不同，同一种组织的不同细胞兴奋性高低也不同。例如，腓肠肌由许多肌纤维组成，给予一定强度的刺激，刚能引起兴奋性较高的肌纤维发生反应时，表现为这些肌纤维发生收缩，此时的刺激强度为这些肌纤维的阈强度，刚达到阈强度的刺激称阈刺激。随着刺激强度不断增加，有更多的肌纤维收缩，肌肉的收缩反应也相应增强，强度超过阈值的刺激称阈上刺激。当阈上刺激强度增大到某一数值时，所有肌纤维均兴奋，此时的肌肉收缩为最大收缩。若继续增加刺激强度，肌肉收缩的反应也不会再增强。这种能使肌肉发生最大收缩反应的最小刺激强度称最适强度，具有这种强度的刺激称最大刺激。可见，在一定范围内，骨骼肌收缩的强弱与刺激强度呈正变关系。这是刺激与组织反应之间的一个普遍规律。

不同的刺激频率可使骨骼肌出现不同的收缩形式。如果刺激频率较低，各个刺激间的间隔时间大于肌肉收缩和舒张的时间，则肌肉出现一连串的单收缩。随着刺激频率增加，当新的刺激引起的收缩到来时，落在前一次刺激引起的单收缩的舒张期内，于是肌肉连续在尚未完全舒张的基础上出现新的收缩，表现为锯齿形的收缩曲线，称为不完全强直收缩。随着刺激频率进一步增加，新的刺激引起的收缩到来时，落在前一次收缩的收缩期内，于是肌肉处于持续收缩状态，产生完全强直收缩。强直收缩产生的肌张力要比单收缩强 3～4 倍。

【对象】

蛙或蟾蜍（本实验以蟾蜍为例）。

【药品和器材】

蛙类手术器械 1 套、MedLab 生物信号采集处理系统、张力换能器、肌动器、铁架台、双凹夹、任氏液等。

【方法和步骤】

1. 制备坐骨神经-腓肠肌标本

（1）破坏脑和脊髓　取一只蟾蜍，用自来水冲洗干净。左手握住蟾蜍，用示指压住头部前端使头前俯，右手持探针从枕骨大孔向前刺入颅腔，左右搅动以捣毁脑组织，然后将刺蛙针退回枕骨大孔，将针尖转向后插入柱管中捣毁脊髓。插入椎管时，蟾蜍后肢立即失去紧张性，多数情况出现尿失禁。若脑和脊髓破坏完全，可见蟾蜍四肢松弛、呼吸消失。

（2）剪除躯干上部和内脏　在骶髂关节水平以上 0.5～1.0 cm 处用粗剪刀剪断脊柱。用大镊子夹住后端脊柱，以粗剪刀沿脊柱两侧剪除所有内脏及头胸部，留下后肢、骶骨、后端脊柱及紧贴于脊柱两侧的坐骨神经。

（3）剥皮　左手用大镊子或直接用手捏住脊柱断端（注意不要压迫神经），右手捏住断端边缘皮肤，向下剥去全部的后肢皮肤，将标本置于盛有任氏液的培养皿中。将手和用过的器械洗净。

（4）分离两腿　用玻璃分针沿脊柱两侧游离出两条坐骨神经，并于近脊柱处各扎一细线，然后在扎线与脊柱之间剪断神经。提着神经上的细线，将两条坐骨神经分别置于两条大腿上，左手持脊柱，将骶骨翘起，将下位脊柱全部剪除。捏着两侧髂骨向反方向分离，使耻骨联合脱臼后，沿耻骨联合正中将两下肢剪开，将一条腿浸于任氏液中备用，将另一条腿置于浸有任氏液的玻璃板上。

（5）游离坐骨神经和剪断股骨　认清坐骨神经沟和腓肠肌的部位，用眼科剪剪断梨状肌及其周围的结缔组织，左手提着神经上的细线，右手持眼科剪或玻璃分针沿坐骨神经沟细心剥离，直至将坐骨神经剥离到腘窝。将游离干净的坐骨神经放在小腿上，沿膝关节的周围将大腿的所有肌腱剪断，并用直剪刀刮净股骨下段附着的肌肉，在股骨上 1/3 处剪去上段股骨及所附的肌肉，这样便制成坐骨神经-小腿标本。

（6）游离腓肠肌　在坐骨神经-小腿标本的基础上，用直剪刀将跟腱的下端剪断，在跟腱与肌肉交界处扎一条细线，左手提线，右手用直剪刀游离腓肠肌，直到膝关节。最后用粗剪刀在膝关节下将小腿剪去，留下的即为坐骨神经-腓肠肌标本。用锌铜弓的两极轻轻接触做好的标本的坐骨神经，如腓肠肌立即收缩，表示标本的兴奋性良好，然后将标本放入任氏液中，待其兴奋性稳定后再进行实验。

（7）检验标本活性。用浸有任氏液的锌铜弓接触坐骨神经，如腓肠肌收缩，则表明标本的兴奋性良好。将标本放入任氏液中待其兴奋性稳定后再进行下一步实验。

2. 固定坐骨神经-腓肠肌标本　将标本的股骨端插入肌动器固定骨的螺旋孔内，并旋紧螺旋，使腓肠肌位于股骨的上方。

3. 连接换能器　将标本用丝线系于张力换能器（标签面朝上）的受力片上，调节换能器的水平位置。丝线不能太松也不能太紧，并与地面垂直（操作过程动作要轻柔以免损伤换能器和标本）。坐骨神经置于肌动器刺激电极上，接线柱的引线与 MedLab 生物信号采集处理系统的"刺激输出"相连（图 5-1）。打开计算机，启动 MedLab 生物信号采集处理系统。

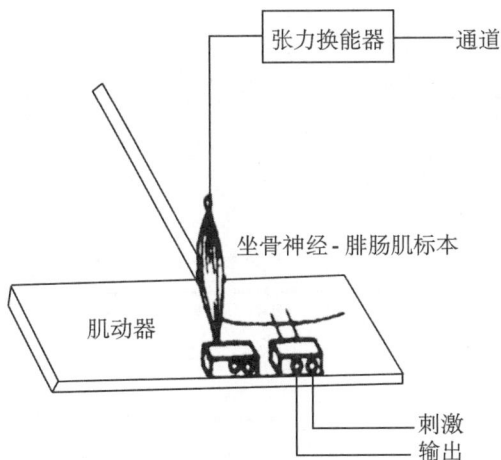

图 5-1　坐骨神经-腓肠肌标本装置

4. 实验项目观察

（1）观察不同刺激强度对腓肠肌收缩的影响。

1）点击 MedLab 系统的菜单"实验/常用生理学实验"，选择"刺激强度对骨骼肌收缩的影响"。

2）MedLab 系统的放大器、采样和刺激器参数设定见表 5-1。

表 5-1　MedLab 系统的放大器、采样和刺激器参数设定

参数	设定	参数	设定
显示方式	记录仪	主周期	1 s
采样间隔	1 ms	波宽	5 ms
X 轴显示压缩比	50:1	初幅度	0.1 V
通道	通道 1（Med-U）或 3（Med-E）	增量	0.05 V（Med-U）
	通道 4（记录刺激标记）		0.02 V（Med-E）
DC/AC	DC	末幅度	1.5 V
放大倍数	100（通道 1 或 3）、20（通道 4）	脉冲数	1
Y 轴压缩比	4:1（通道 1 或 3）、64:1（通道 4）	间隔	10 ms
刺激模式	自动幅度调节	延时	1 ms

3）逐渐增大刺激强度，找出刚能引起肌肉出现微小收缩的刺激强度（阈强度）。继续增大刺激强度，观察肌肉收缩反应是否也相应增强。继续增大刺激强度，直至肌肉收缩曲线不能继续升高为止。找到刚能引起肌肉出现最大收缩的刺激强度，即为最大刺

激强度。

(2)观察不同刺激频率对腓肠肌收缩的影响。

1)点击 MedLab 系统的菜单"实验/常用生理学实验",选择"刺激频率对骨骼肌收缩的影响"。

2)MedLab 系统的放大器、采样和刺激器参数设定见表5-2。

3)用最大刺激强度的不同频率刺激,逐渐增加刺激频率,分别记录不同频率时的肌肉收缩曲线,观察不同刺激频率时的肌肉收缩变化,从而引导出单收缩、不完全强直收缩和完全强直收缩。

表 5-2　MedLab 系统的放大器、采样和刺激器参数设定

参数	设定	参数	设定
显示方式	记录仪	刺激模式	自动幅度调节
采样间隔	1 ms	串长	1
X 轴显示压缩比	10:1	波宽	5 ms
通道	通道1(Med-U)或3(Med-E)	幅度	1 V
	通道4(记录刺激标记)	初频率	1 Hz
DC/AC	DC	增量	2 Hz
放大倍数	50(通道1或3)、20(通道4)	末频率	31 Hz
Y 轴压缩比	4:1(通道1或3)、64:1(通道4)	串间隔	2～4 s

【注意事项】

(1)剥皮后不能用水冲洗标本,以免影响组织活性。

(2)在制备坐骨神经-腓肠肌标本过程中分离两腿时,注意不要将坐骨神经剪断。

(3)游离坐骨神经应用玻璃分针,避免使用金属器械。

(4)及时添加任氏液,保持标本湿润。

(5)要保留足够长的股骨头或胫腓骨。

(6)每两次刺激之间要让标本休息 15 秒,并用任氏液浸润标本,以保持良好的兴奋性。

(7)应在记录纸上注明每次刺激的强度、频率,并标出阈刺激与最大刺激。

思考题

1. 为什么在一定范围内增加刺激强度,骨骼肌收缩力会增加?

2. 肌肉收缩可以融合,肌肉的动作电位是否也可融合? 为什么?

实验二　神经干动作电位的观察、传导速度 与不应期的测定及影响

【目的】

掌握神经干复合动作电位的测量；了解神经兴奋传导速度的测定方法及神经干兴奋性变化的规律；观察分析低温、局部麻醉药及损伤对蟾蜍坐骨神经干动作电位、传导速度及不应期的影响。

【原理】

神经干在受到有效刺激后，可产生动作电位。将两个引导电极置于正常的完整神经干表面，神经干一端兴奋时，冲动可向另一端传导并依次通过两个记录电极，此时可记录到两个方向相反的电位波，称为双相动作电位。如果将两个引导电极之间的神经麻醉或损坏，动作电位只能到达第一个引导电极，而不能传导至第二个引导电极，此时只能记录到一个方向的电位波形，称为单相动作电位。

神经细胞的动作电位是以"全或无"方式产生的。坐骨神经干由很多不同类型的神经纤维组成，所以神经干的动作电位是复合动作电位。复合动作电位的幅值在一定刺激强度下随刺激强度的变化而变化。

动作电位在神经纤维上的传导有一定的速度，测出神经冲动在神经干上传导的距离(s)与通过这段距离所需的时间(t)，即可根据$v=s/t$求出神经冲动传导的速度。

神经在一次兴奋的过程中，兴奋性也发生周期性的变化，之后才恢复正常。兴奋性的周期性变化，依次包括绝对不应期、相对不应期、超常期和低常期4个时期。为了测定坐骨神经在一次兴奋后兴奋性的周期性变化，可采用双脉冲刺激，先给予第一个中等强度的阈上刺激，在神经产生兴奋后，按不同时间间隔给予第二个刺激。以第二个刺激是否引起动作电位及幅度的改变来测定神经干的不应期。

【对象】

蟾蜍或蛙(本实验以蟾蜍为例)。

【药品和器材】

蛙类手术器械1套、BL-420生物机能实验系统、神经屏蔽盒、任氏液、3％普鲁卡因、滤纸、棉球。

【方法和步骤】

1. 制备蟾蜍坐骨神经干标本　取剥皮后的蟾蜍下部肢体，俯卧位放置，用尖头镊子夹住骶骨尾端稍向上提，用粗剪刀水平剪除骶骨。然后将标本仰卧，用玻璃分针分离脊柱两侧的坐骨神经干，穿线，紧靠脊柱分别结扎神经，剪断神经，提起线头，从骶骨剪口处穿向背侧，将标本俯卧，用铜钉将标本"人"字形固定。用手轻提一侧结扎神经的线头，辨清坐骨神经走向，然后把剪刀放入神经与组织间，与下肢成30°，紧贴股骨、腘窝，顺神经走向把神经连同肌肉一起剪下，直至跟腱，最后剪断跟腱和神经。提起剪下的神经-肌肉标本，用镊子夹住腓肠肌表面，顺神经干向下牵拉，去除肌肉组织后，坐骨神经干标本便制

备好了。

2. 连接实验装置　用导线连接实验仪器,引导电极连接到 BL-420 生物机能实验系统的通道 1 和通道 2,刺激电极连接到信号采集处理系统的"刺激输出",地线接地。避免连接错误或接触不良。

将神经干标本置于屏蔽盒内的电极上,神经干的中枢端置于刺激电极一侧,从末梢端引导动作电位。

启动 BL-420 生物机能实验系统软件,点击菜单"实验模块/肌肉神经实验",选择"神经干兴奋传导速度测定",即可调用原有的实验配置进行实验。

3. 实验观察与记录

(1)神经干兴奋阈值的测定。刺激强度从 0.1 V 开始逐渐增加,刚刚出现动作电位时的刺激强度即为神经干的兴奋阈值(阈强度)。继续增大刺激强度,神经干动作电位也相应增大。当动作电位增至最大时(不再随刺激强度增大而增大),该刺激强度为最大刺激强度。

(2)仔细观察双相动作电位波形。用鼠标点击"快捷工具栏"的"光标测量",移动鼠标,测量最大刺激强度对双相动作电位上下相的幅度和整个动作电位持续时间的影响。

(3)观察将神经干标本放置方向倒换后双相动作电位波形有何变化。

(4)测定动作电位传导速度。在通道 1 和通道 2 的采样窗中分别测定从刺激伪迹到动作电位起始点的时间,设通道 1 的为 t_1,通道 2 的为 t_2,求出时间差 $t = t_2 - t_1$(或可直接测量两个动作电位起始点的间隔时间)。然后测量屏蔽盒中两个引导电极之间的距离 s。根据公式 $v = s/t$,求出动作电位传导速度。

(5)神经干兴奋不应期的测定。用鼠标点击菜单"实验模块/肌肉神经实验",选择"神经干兴奋不应期测定"。点击"开始""启动刺激",随着双脉冲刺激时间间隔的缩短,可见第二个动作电位向第一个动作电位靠近,当第二个动作电位幅值减小时,记下刺激间隔(T_2);继续缩短刺激间隔直至第二个动作电位消失,记下此时的刺激间隔(T_1)。动作电位开始至 T_1 为绝对不应期,T_1 至 T_2 大致为相对不应期。

(6)观察单相动作电位波形。在两个引导电极之间用镊子夹伤神经干标本,可使原来的双相动作电位变为单相动作电位。测量单相动作电位的幅值和持续时间,比较单相动作电位上升时间和下降时间的长短,并分析与双相动作电位波形的关系。

(7)观察低温、局部麻醉药(普鲁卡因)对动作电位潜伏期、时程、幅度、传导速度的影响。将冷冻的棉球放在两个刺激电极之间的神经干标本上,给予阈上刺激,观察上述指标的变化。将该标本置于室温任氏液中浸泡 5 分钟,然后置于标本盒内,将浸透 3% 普鲁卡因的棉球放在两个刺激电极之间的神经干标本上,给予阈上刺激,观察上述指标的变化。

【注意事项】

(1)制备神经干标本时,神经纤维应尽可能长一些,将附着于神经干上的结缔组织膜及血管清除干净,但不能损伤神经。

(2)实验过程中,要保持标本湿润,不时向神经干上滴任氏液,但要用滤纸片吸去过多的水珠,以防电极短路。

（3）如果在显示窗上发现动作电位图形倒置，将引导电极位置交换即可。

（4）实验结束后，应清洗、擦干标本盒及电极，防止电极腐蚀。

> **思考题**

1. 神经干的动作电位图形为什么是"全或无"的形式？

2. 如果将神经干标本的末梢端置于刺激电极一侧，从中枢端引导动作电位，图形将发生什么样的变化？为什么？

3. 在两个引导电极之间损伤标本后，为什么动作电位变为单相？

4. 局部麻醉药和低温影响神经干动作电位的机制是什么？

实验三　内耳迷路功能的观察

【目的】

观察动物一侧迷路功能消除后的效应，了解前庭器官的功能。

【原理】

内耳迷路中的前庭器官是变速运动刺激和头部空间位置的感受装置。接受刺激后，信号通过前庭神经传入，反射性调节肌紧张，以维持躯体姿势和平衡。当动物的一侧迷路被破坏后，肌紧张协调发生障碍，在静止和运动时将失去维持正常姿势和平衡的能力。当前庭器官受到过强或过长的刺激，或刺激未过量而前庭功能过敏时，常会出现前庭自主神经反应，其中，最特殊的是躯体运动时引起的眼球运动，也就是眼球震颤。临床上常通过眼球震颤试验来判定前庭功能是否正常。本实验通过消除豚鼠的一侧迷路功能，观察迷路在维持身体正常姿势与平衡中的作用。

【对象】

豚鼠。

【药品和器材】

氯仿、滴管。

【方法和步骤】

1. 观察正常豚鼠　观察豚鼠的正常姿势、行走状态和有无眼球震颤。

2. 消除豚鼠一侧迷路功能　使豚鼠侧卧，拽住上侧耳郭，用滴管向外耳道深处滴入2～3滴（约 0.5 ml）氯仿，使氯仿作用于半规管，消除其感受器的作用。让豚鼠保持侧卧，不让其头部扭动，以便氯仿渗入。

3. 观察消除了一侧迷路功能的豚鼠　5～7分钟后，豚鼠的一侧迷路功能即可被消除。观察豚鼠头部位置，以及颈部、躯干两侧和四肢肌肉的紧张度。可见豚鼠头部偏向迷路功能被消除的一侧，同时出现眼球震颤。如握住豚鼠后肢将其举起，则头和躯干皆偏向迷路功能被消除的那一侧；如将手放开，任其自由活动，则可见豚鼠向迷路功能被消除的那一侧滚动或做旋转运动。

【注意事项】

氯仿使用应适量,过量会造成动物麻醉、死亡。

> **思考题**

动物的一侧迷路功能消除后,头及躯干状态有哪些改变? 为什么?

实验四 毁损小脑动物的观察

【目的】

了解小脑对躯体运动的调节功能。

【原理】

小脑受损后可出现肌紧张异常、平衡功能失调及随意运动协调功能障碍,借此可以了解小脑在调节躯体运动中的重要作用。

【对象】

小鼠。

【药品和器材】

圆头直缝针、手术刀、干棉球、烧杯、乙醚。

【方法和步骤】

1. 麻醉 观察小鼠正常活动情况后,将小鼠罩于烧杯内,并将浸有乙醚的棉球置于烧杯中。应注意防止麻醉过深。

2. 切开头皮 沿头部正中线切开头皮,直达耳后部,将颈肌往下剥离,暴露顶间骨,通过透明的顶间骨可以看到下面的小脑。

3. 破坏小脑 将圆头直缝针插入约 2 mm,破坏该侧小脑。

4. 观察项目 待小鼠清醒后,观察其姿势和肢体肌紧张度的变化。

> **思考题**

小鼠一侧小脑损伤后姿势和肢体肌紧张度有何变化? 为什么?

实验五 去大脑僵直

【目的】

制作去大脑僵直动物模型,观察去大脑僵直现象,了解中枢神经系统对肌紧张的调节作用。

【原理】

中枢神经系统对伸肌的紧张度具有易化作用和抑制作用,通过这两种作用使骨骼肌保持适当的紧张,以维持身体的正常姿势。若在中脑上、下丘之间切断动物的脑干(该动物称为去大脑动物),动物将出现四肢伸直、头尾昂起、脊柱挺硬的角弓反张现象。这是一种伸肌紧张亢进状态,称为去大脑僵直。由于脊髓和低位脑干连接,因此不出现脊休克现象。

【对象】

家兔。

【药品和器材】

3%戊巴比妥钠溶液、生理盐水、哺乳动物手术器械 1 套、骨钻、小咬骨钳、竹刀、骨蜡或止血海绵、纱布、脱脂棉。

【方法和步骤】

1. **麻醉**　由耳缘静脉以 1 ml/kg 的剂量缓慢注入 3%戊巴比妥钠溶液。

2. **手术**　将兔麻醉后,剪去颈部及头顶的被毛,然后以仰卧位固定于兔手术台上,切开颈部皮肤,分离肌肉,做气管插管,找出两侧颈总动脉,穿线以备结扎。将兔转为俯卧位,把头固定于头架上。由两眉间至枕部将头皮纵向切开,用刀柄向两侧剥离肌肉与骨膜,在矢状缝旁开 0.5 cm 左右的颅顶处用骨钻开孔,再以小咬骨钳将创口扩大,暴露整个大脑上表面。扩创时,若颅骨出血可用骨蜡或止血海绵止血,特别是向对侧扩展时,要注意勿伤及矢状缝,以免引起大出血。用小缝合针在矢状窦的前与后各穿一线并结扎。剪开硬脑膜,结扎两侧颈总动脉。将兔的头托起,用竹刀从大脑半球后缘轻轻翻开枕叶,即可见到四叠体(上丘较大,下丘较小),在上、下丘之间略向前倾斜以竹刀向颅底横切,将脑干完全切断。

3. **观察实验结果**　几分钟后,可见兔的四肢伸直、头昂举、尾上翘,呈角弓反张状态。

【注意事项】

(1)麻醉不能过深。

(2)若出血过多,可结扎两侧颈总动脉。

(3)切断脑干处的定位要准确,若切割部位太低,可能损伤延髓呼吸中枢,导致呼吸停止;反之,横切部位过高则可能不会出现去大脑僵直现象。

> **思考题**

1. 产生去大脑僵直的机制是什么?
2. 请比较去大脑僵直和脊休克的不同。

实验六　兔大脑皮质运动区功能定位

【目的】

观察大脑皮质运动区的功能定位现象。

【原理】

大脑皮质运动区是调节躯体运动功能的高级中枢,在人和高等动物中,它主要位于中央前回和运动前区。该中枢通过锥体系及锥体外系下行通路,控制脑干和脊髓运动神经元的活动,进而控制肌肉运动。这些皮质部位呈有秩序的排列,称为皮质运动区功能定位或运动的躯体定位结构。运动区具有精细的功能定位,电刺激运动区的不同部位,能引起特定的肌肉或肌群收缩。功能代表区的大小与运动的精细复杂程度有关,运动愈精细和(或)愈复杂的肌肉,其代表区的面积愈大。较低等的哺乳动物,如兔和大鼠,大脑皮质运动区功能定位已具雏形,因此可借以了解高等动物大脑皮质运动区的生理特性。

【对象】

家兔。

【药品和器材】

哺乳动物手术器械 1 套、骨钻、小咬骨钳、骨蜡、纱布、电子刺激器、电极、20％氨基甲酸乙酯。

【方法和步骤】

1. 麻醉　将兔麻醉后以俯卧位固定于兔手术台上。注意麻醉不宜过深(静脉注射氨基甲酸乙酯的剂量为 0.75 g/kg)。

2. 手术　剪去颅顶部兔毛,由正中切开头部皮肤,剥离头骨表面的肌肉与骨膜,暴露颅骨,用骨钻在颅骨顶钻孔,继而用小咬骨钳扩大,暴露两侧大脑半球(若出血,可用骨蜡止血),注意不要伤及硬脑膜;然后小心剪开硬脑膜,暴露大脑皮质,注意不要伤及硬脑膜血管。手术完毕,松开兔的束缚,观察兔的躯体运动。

3. 观察项目　以适当强度的电刺激刺激大脑皮质各区,观察躯体运动情况及其特点。

【注意事项】

(1)麻醉不宜过深,过深则影响刺激效应。

(2)术中仔细止血,并注意避免损伤大脑皮质。

(3)刺激大脑皮质引起的骨骼肌收缩,往往有较长的潜伏期,故每次刺激应该持续 5～10 秒才能确定有无反应。

(4)刺激电极间距宜小,但勿短路。

思考题

1. 根据实验结果分析大脑皮质各个部位控制的运动功能。

2. 刺激大脑皮质运动区是通过什么途径引起相应肌肉收缩的?

实验七　反射弧分析与脊髓反射

【目的】

分析反射弧的组成部分,探讨反射弧的完整性与反射活动的关系,观察脊髓的反射活动。

【原理】

在中枢神经系统的参与下,躯体对内、外环境做出的规律性应答为反射。反射活动的结构基础是反射弧,包括感受器、传入神经、神经中枢、传出神经、效应器 5 个部分。反射弧的任何部分被破坏,都不能实现完整的反射活动。

【对象】

蛙。

【药品和器材】

蛙类手术器械 1 套、秒表、铁架台、电刺激器、刺激电极、烧杯、1‰硫酸溶液、棉球、纱布、滤纸片等。

【方法和步骤】

1. 破坏蛙脑　用蛙针破坏蛙脑成脊蛙,用短线穿过下颌,将脊蛙悬在铁架台上,待其兴奋性恢复后,进行下面的实验。

2. 搔扒反射　将浸有 1‰硫酸溶液的滤纸片贴在脊蛙下腹部的皮肤上,观察四肢搔扒现象,直到去掉滤纸片为止。之后用清水冲洗皮肤。

3. 屈肌反射　用培养皿盛 1‰硫酸溶液,将脊蛙左后肢的足趾尖浸于硫酸溶液中,同时用秒表记录从浸入到出现屈腿所需的时间,即反射时。观察后立即将该足趾浸入清水中浸洗几次,然后用纱布拭干。按上法重复 3 次,求其平均值,此值即为反射时。

4. 连接电刺激器　将两对刺激电极连接到刺激器。

5. 剥去左肢皮肤　在左侧后肢趾关节上方的皮肤做一环状切口,将足部皮肤剥掉。分别用 1‰硫酸刺激左趾尖和右趾尖,观察腿部活动情况。

6. 剪断坐骨神经　分离右侧大腿背侧坐骨神经干,两侧结扎,中间剪断,用 1‰硫酸刺激右趾尖,观察腿部活动。

7. 刺激神经两端　以连续方式分别刺激右侧坐骨神经中枢端和外周端,观察腿部反应。

8. 破坏脊髓　以金属探针捣毁脊髓后,以连续方式分别刺激右侧坐骨神经中枢端和外周端,观察腿部反应。

【注意事项】

(1)每次用硫酸刺激后,均应迅速用水洗去蛙趾皮肤上的硫酸,以免皮肤受损。洗后应吸干水渍,防止再刺激时硫酸被稀释。

(2)蛙趾每次接触硫酸的深度应一致。

思考题

"方法和步骤"中的第 2、5、6、7、8 项中的现象分别说明了什么?

实验八　蛙心起搏点观察

【目的】

用结扎法观察两栖类动物的心脏起搏点和心脏不同传导部位的自动节律性高低。

【原理】

心脏传导系统具有自动节律性,但各部分的自动节律性高低不同。两栖类动物的心脏起搏点是静脉窦(哺乳动物的心脏起搏点是窦房结)。正常情况下,静脉窦(窦房结)的自律性最高,能自动产生节律性兴奋,并依次传到心房、房室交界区、心室,引起整个心脏兴奋和收缩。因此,静脉窦(窦房结)是主导整个心脏兴奋和搏动的正常部位,被称为正常起搏点;其他部位的自律组织仅起着兴奋传导作用,称为潜在起搏点。

【对象】

蛙或蟾蜍。

【药品和器材】

蛙类手术器械1套、滴管、任氏液。

【方法和步骤】

(1)取蛙或蟾蜍1只,用金属探针破坏脑和脊髓后,将其以仰卧位固定于蛙板上。用镊子提起胸骨下方腹部的皮肤,剪一小口,之后向两侧锁骨剪开并剪去皮肤,使之成为一个倒三角形,用镊子提起胸骨剑突,沿皮肤切口方向剪开肌肉,剪断锁骨。用镊子提起心包膜,用眼科剪将心包膜剪开,暴露心脏。

(2)从心脏的腹面可看到一个心室、左右两个心房、动脉圆锥以及左、右主动脉干。房室之间有一条房室沟。用玻璃分针将心室翻向头侧,就可看到两心房的下端是与两心房相连的静脉窦。心房和静脉窦之间有一个半月形白色条纹,称窦房沟。静脉窦与前后腔静脉相连(图5-2)。

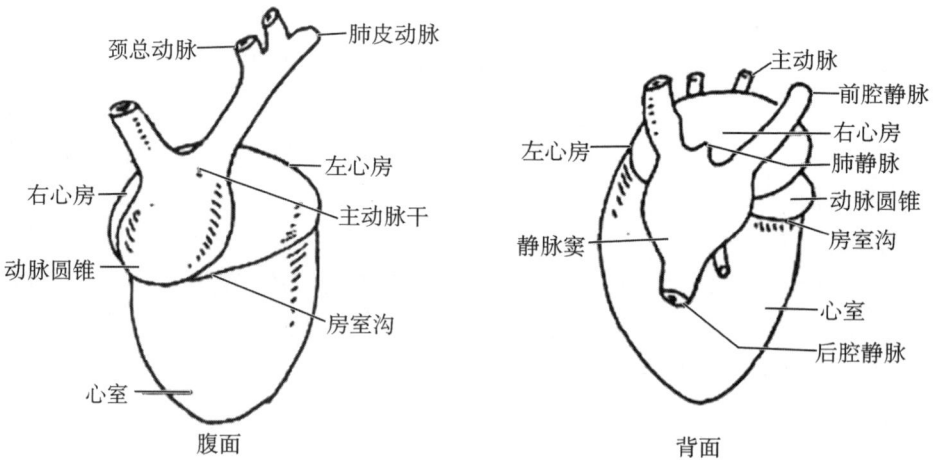

图 5-2　蛙心各部分组成

(3)观察静脉窦、心房、心室的收缩顺序,并记录它们在单位时间内的跳动次数。注意,每次心脏收缩都是静脉窦最先开始收缩,随后为两心房同时收缩,之后为心室收缩。

(4)用镊子在主动脉干下穿一根线备用,用玻璃分针将心尖翻向头端,暴露心脏背面,然后将主动脉干下的那一根线在窦房沟处环绕,当线准确落到半月形白色条纹(窦房沟)上时,迅速扎紧,以阻断静脉窦和心房之间的传导,此为斯氏第一结扎。观察此时静脉窦是否照常搏动,而心房、心室是否停止搏动?

(5)经若干时间(5~30分钟或更长时间)后,心房、心室如已恢复搏动,则分别记录单位时间内静脉窦、心房、心室的搏动次数,并观察它们的搏动节律是否一致。再取一条线绕在房室沟扎一紧结,即斯氏第二结扎。观察心房和心室搏动情况,待心室恢复搏动后,分别记录单位时间内静脉窦、心房、心室的搏动频率。

(6)将观察到的实验结果填入表 5-3。

表 5-3　蛙心起搏点观察结果

观察项目	心搏频率/(次/分)		
	静脉窦	心房	心室
正常心搏			
斯氏第一结扎后			
斯氏第二结扎后			

【注意事项】

(1)剪胸骨和胸壁时,剪刀要紧贴胸壁,以免损伤心脏和血管。

(2)剪开心包膜时要小心,切勿损伤心脏。

(3)结扎部位要准确,做第一结扎时,结扎线应准确地扎紧窦房沟,不能扎住静脉窦。每次结扎不宜扎得过紧、过死,以刚能阻断兴奋性传导为宜。

(4)要经常滴加任氏液。

思考题

通过本实验证实蛙心正常起搏点应是哪个部位?为什么起搏点能控制其他部位自律细胞的活动?

实验九　期前收缩和代偿间歇

【目的】

学习在体蛙心搏动曲线的记录方法,观察心肌期前收缩与代偿间歇的现象,验证心肌有效不应期特别长的特征。

【原理】

心肌每发生一次兴奋后,其兴奋性就会发生一系列周期性变化。心肌兴奋性的特点是兴奋后绝对不应期长,相当于整个收缩期。因此,在心脏收缩期,任何刺激都不能引起心肌兴奋和收缩;在舒张期,给予心室一次阈上刺激,可在正常节律性兴奋到达心室之前,引导一个提前出现的兴奋和收缩,称为期前收缩或额外收缩。期前收缩具有不应期,当正常的节律性兴奋传到心室时,常常落在这个期前收缩的不应期,因而不能引起心室的兴奋和收缩,心室停留于舒张状态,直至下次正常节律性兴奋到达时,才恢复正常的节律性收缩。这种期前收缩后出现的较长时间的间歇期,称为代偿间歇。

【对象】

蛙或蟾蜍。

【药品和器材】

蛙类手术器械 1 套、滴管、任氏液,张力换能器、MedLab 生物信号采集处理系统、铁架台。

【方法和步骤】

(1)取蛙或蟾蜍 1 只,破坏脑和脊髓,暴露心脏(操作过程同实验八)。

(2)用蛙心夹在心脏舒张期夹住蛙心 1 mm,将蛙心夹上的连线系于张力换能器的受力片上,刺激电极一端与 MedLab 生物信号采集处理系统"刺激输出"线相连,另一端固定于铁架台上,并使心室恰好处于电极的两极之间,无论心室在收缩或舒张,均能与两极相接触。

(3)启动 MedLab 生物信号采集处理系统,点击菜单"实验/常用生理学实验",选择"期前收缩与代偿间歇",调用已设置好仪器参数的文件,开始采样观察。描记正常蛙心的搏动曲线,分清曲线的收缩时相和舒张时相。

(4)分别在心室收缩期和舒张早期给予心室中等强度的阈上刺激,观察能否引起期前收缩。

(5)在心室舒张早期之后,给予心室中等强度的阈上刺激,观察是否出现期前收缩。如出现期前收缩,观察其后是否出现代偿间歇。

(6)在心室舒张早期之后,给予心室较弱的刺激,观察是否出现期前收缩。

(7)将观察到的实验结果打印或描画于实验报告上。

【注意事项】

(1)要经常滴加任氏液。

(2)夹住心尖时不能夹得太多,以免损伤心室的收缩功能。

(3)蛙心夹与张力换能器间的连线应有一定的紧张度。

思考题

根据实验结果,说明产生期前收缩的基本条件并分析产生代偿间歇的原因。

实验十　血液凝固及影响因素

【目的】

通过测定不同条件下的血液凝固时间,了解血液凝固的一些影响因素。

【原理】

血液流出血管后很快就会凝固,主要是由于血浆中的许多凝血因子发生了复杂的生物化学连锁反应,使血浆中的纤维蛋白原变成纤维蛋白。根据激发凝血反应的原因和凝血酶原复合物形成途径的不同,可分为内源性凝血系统和外源性凝血系统。内源性凝血系统参与凝血过程的全部因子存在于血浆中,外源性凝血系统的血液凝固过程需要组织因子的参与。

本实验采用颈动脉放血、取血,血液几乎没有和组织因子接触,其凝血过程可以看作是由内源性凝血系统发动的。脑组织浸液含有丰富的组织因子,在血液中加入脑组织浸液,可以观察外源性凝血系统的作用。

血液凝固受许多因素的影响,除凝血因子直接参与血液凝固过程外,温度、接触面的光滑程度等也可影响血液凝固过程。

【对象】

家兔。

【药品和器材】

哺乳动物手术器械 1 套、兔手术台、动脉夹、小试管 8 支、50 ml 小烧杯 2 个、竹签或小试管刷 1 支、20 ml 注射器、试管架、秒表、水浴装置 1 套、冰块、棉花、液状石蜡、20%氨基甲酸乙酯溶液、0.025 mol/L 氧化钙溶液、肝素、草酸钾、生理盐水、脑组织浸液。

【方法和步骤】

1. 麻醉和固定　将 20%氨基甲酸乙酯溶液以 5 ml/kg 的剂量注入兔耳缘静脉,待家兔麻醉后,以仰卧位固定于兔手术台上。

2. 手术　剪去颈前部兔毛,在颈部正中做一切口,分离出一侧颈总动脉,在其下穿过两根线。一根线结扎颈总动脉头端,另一根线备用(用于固定动脉导管)。用动脉夹夹闭颈总动脉近心端。在结扎处与动脉夹之间剪一斜形切口,向心方向插入动脉导管,用线结扎固定。需放血时开启动脉夹即可。

3. 观察纤维蛋白原在凝血过程中的作用　取 10 ml 动脉血,分别注入两个 50 ml 小烧杯内,一杯静止,另一杯用竹签或小试管刷不断搅拌,2～3 分钟后,用水洗净竹签或小试管刷上的血,观察有无纤维蛋白产生。经过这样处理的血液是否会再发生凝固?

4. 观察影响血液凝固的因素　取 8 支干净的小试管,按表 5-4 准备好后,每管加入 2 ml 血液,即可开始计时。每隔 30 秒将试管倾斜一次,观察血液是否凝固。当液面不随试管倾斜时,即说明试管内血液凝固。记录经历的全程时间,即为凝血时间。如果肝素管及草酸钾管不出现血液凝固,两管各加 2～3 滴 0.025 mol/L 氧化钙溶液,观察血液是否会凝固。

表 5-4　影响血液凝固的因素

试管编号	实验条件		实验结果(凝血时间)
1	对照管(不加任何物质)		
2	粗糙面	放棉花少许	
3		用液状石蜡润滑试管内表面	

（续　表）

试管编号	实验条件		实验结果（凝血时间）
4	温度	置于 37 ℃水浴槽中保温	
5		置于冰水中	
6	加 8 U 肝素		
7	加 2 ml 1％草酸钾		
8	加 1 ml 脑组织浸液		

【注意事项】

（1）合理分工，记录凝血时间力求准确。

（2）试管、注射器及小烧杯必须清洁、干燥。

（3）每支试管的口径大小和采血量要力求一致。

思考题

将实验结果逐项填入表中，并解释每项结果产生的原因。

实验十一　肝功能状态对药物作用的影响

【目的】

观察肝功能损伤对戊巴比妥钠作用的影响。

【原理】

肝是药物代谢的主要场所，而药物代谢的快慢将直接影响药物作用的强弱和作用时间的长短。四氯化碳是一种肝毒性药物，四氯化碳中毒的动物常被作为中毒性肝炎的动物模型，用于观察肝功能状态对药物作用的影响及筛选和试验肝功能保护药。

【对象】

小鼠。

【药品和器材】

5％四氯化碳油溶液、0.3％戊巴比妥钠溶液、天平、1 ml 注射器、小鼠观察木盒。

【方法和步骤】

随机取半数实验鼠，于实验前 48 小时皮下注射 5％四氯化碳油溶液（0.1 ml/10 g），做成肝损伤动物模型。

取正常小鼠和肝功能已破坏的小鼠各 2 只，称体重。分别由腹腔注射 0.3％戊巴比妥钠溶液（0.15 ml/10 g，45 mg/kg），比较小鼠麻醉持续时间（以翻正反射消失为指标）。实验结束时将小鼠拉断颈椎处死，剖取肝，比较两组动物肝外观的不同。

【注意事项】

（1）如室温在 20 ℃以下，应给麻醉小鼠保暖，否则小鼠将因体温下降、代谢减慢而不易苏醒。

(2)四氯化碳油溶液可用植物油配制,亦可用甘油配成 5% 的制剂,试验前 24 小时皮下注射(0.1 ml/10 g)。

(3)四氯化碳中毒小鼠的肝肿大,有的充血,有的变成灰黄色,触之有油腻感,其小叶比正常肝更清楚。

(4)可用硫喷妥钠(15 mg/kg)代替戊巴比妥钠。

思考题

1. 为什么肝损伤的小鼠注射戊巴比妥钠后作用时间延长?
2. 讨论肝功能与临床用药的关系。

实验十二　药物半数致死量(LD_{50})的测定

【目的】

掌握 LD_{50} 的测定方法及计算过程。

【原理】

将一定浓度和一定体积的药物按一定比例给小鼠灌胃,观察 7 日,记录不同剂量组小鼠的死亡情况,计算半数致死量,以确定药物急性毒性的大小。

【对象】

小鼠。

【药品和器材】

普鲁卡因溶液(5 种剂量)、鼠笼、烧杯、1 ml 注射器、电子秤、计算器等。

【方法和步骤】

1. 预实验　摸索实验剂量范围,找出引起 0~100% 死亡率的估计致死量。

2. 正式实验

(1)取小鼠 50 只,体重(20±2) g,雌、雄各半,随机分为 5 组,每组 10 只。

(2)剂量按等比级数增减,相邻两剂量比值为 1:(0.6~0.9),设 5 个剂量组。

(3)皮下注射普鲁卡因溶液,5 个剂量组。

(4)给药后观察小鼠中毒表现,记录小鼠死亡数,计算每组死亡率。本实验观察时间定为 30 分钟。

3. 统计　按改良寇氏法公式进行计算。

(1)基本要求。反应情况符合或接近对数正态分布;相邻两剂量的比值应相等;各组动物数相等或相近。

(2)计算公式。当最小剂量组死亡率为 0,最大剂量组为 100% 时,按下式计算。

$$LD_{50} = \lg^{-1}\left[Xm - i\left(\sum P - 0.5\right)\right]$$

式中,Xm 为最大剂量组剂量对数值;i 为相邻两组高剂量与低剂量之比的对数(相邻两组对数剂量的差值);P 为各组动物死亡率,用小数表示(如果死亡率为 80%,应写成 0.80);$\sum P$ 为各组动物死亡率之总和。

当最小剂量组死亡率为 0~30%,最大剂量组死亡率为 70%~100% 时,按下式计算。

$$LD_{50}=\lg^{-1}\left[Xm-i\left(\sum P-\frac{3-p_m-p_n}{4}\right)\right]$$

式中,p_n 为最小剂量组死亡率,p_m 为最大剂量组死亡率。

$\lg LD_{50}$ 的标准误按下式计算($X_{50}=\lg LD_{50}$)。

$$S_{x50}=i\sqrt{\left(\sum p-\sum p^2\right)/(n-1)}$$

LD_{50} 的 95% 可信区间按下式计算。

$$\lg^{-1}(X_{50}\pm1.96S_{x50})$$

LD_{50} 的平均可信限为:

$$LD_{50}\pm(LD_{50}\text{ 的 }95\%\text{ 可信限的高限}-\text{低限})/2$$

【注意事项】

(1)预实验要摸准药物引起 0~100% 死亡率的剂量范围。

(2)正式实验时各剂量按等比级数分组,应避免最大剂量组的死亡率小于 80%、最小剂量组的死亡率大于 20%,否则改用其他方法计算。

(3)室温以 20 ℃ 为宜。

(4)小鼠腹腔药物容量约 0.2 ml/10 g,不同剂量组主要表现为浓度的差异。

(5)认真观察中毒情况。

> 思考题

1. 半数致死量(LD_{50})测定的目的和意义如何?

2. 半数致死量(LD_{50})常用的计算方法有哪些?

实验十三　水杨酸钠血浆半衰期的测定

【目的】

了解用比色法测定水杨酸钠血药浓度和计算其血浆半衰期的方法。

【原理】

药物血浆半衰期(或称消除半衰期,elimination half-life time,$t_{1/2}$)是指血浆药物浓度下降一半所需的时间。绝大多数药物按一级动力学的规律消除,其血浆半衰期的数值是固定的。水杨酸钠在酸性条件下成为水杨酸,与三氯化铁反应生成一种紫色络合物。该络合物在波长 520 nm 下比色,其光密度与水杨酸浓度成正比。利用比色法测定药物两个以上血浆浓度值,即可求得药物的血浆半衰期。

【对象】

兔。

【药品和器材】

1. 药品　10％及0.2％水杨酸钠溶液、10％三氯醋酸溶液、10％三氯化铁溶液、0.5％肝素、20％氨基甲酸乙酯溶液、蒸馏水。

2. 器材　10 ml试管、试管架、吸管(0.5、1.0、5.0 ml)、5 ml注射器、针头、玻璃记号笔、吸球、721可见光型分光光度计、离心机、兔手术台、计算器。

【方法和步骤】

按表5-5的测定步骤进行。

表5-5　水杨酸钠血药浓度测定步骤

试管(编号)	10％三氯醋酸/ml	血/ml	蒸馏水/ml	0.2％水杨酸钠/ml	10％三氯化铁/ml	光密度	K值	药物浓度/(μg/ml)
对照管1	3.5	1.0	1.0		0.5			
标准管2	3.5	1.0		1.0	0.5			
给药管3	3.5	1.0	1.0		0.5			
给药管4	3.5	1.0	1.0		0.5			

(1)取4支10 ml试管,编号后各加3.5 ml 10％三氯醋酸溶液。

(2)取1只家兔,称重后由耳缘静脉注射20％氨基甲酸乙酯(1 g/kg)进行麻醉,之后将兔以仰卧位固定于兔手术台上。分离出气管后,插入气管导管。分离出一侧颈动脉(或股动脉),用经0.5％肝素润湿过内壁的5 ml注射器从颈动脉(或股动脉)取2.0 ml血,分别置于1号管和2号管内,每管各1.0 ml,摇匀静置。

(3)由耳缘静脉缓慢注射10％水杨酸钠(2.0 ml/kg)。给药后10分钟和60分钟各取1.0 ml血,分别置入3号管和4号管内,摇匀静置。

(4)1、3、4号管内各加入1.0 ml蒸馏水,2号管内加入1.0 ml 0.2％水杨酸钠,摇匀。

(5)将4支试管离心5分钟(1500~3000 r/min),使血浆蛋白沉淀。

(6)取4支试管,编号,将离心后的上清液一次性倒入相应编号的试管中,并从中准确吸取3.0 ml,分别置入新取的4支试管中,每管再各加入0.5 ml 10％三氯化铁溶液,摇匀显色。

(7)以1号管为对照管,用721可见光型分光光度计在波长520 nm处测定其余3管的光密度值。由2号管光密度值(Y_2)和浓度(X_2已知)求比值K,即$K = \dfrac{X}{Y}$,再根据$X = KY$,由Y_3和Y_4,求得X_3和X_4,根据下式求$t_{1/2}$。

$$t_{1/2} = \frac{0.301}{(\lg X_3 - \lg X_4)/\Delta t}$$

式中X_3和X_4分别为给药后10分钟和60分钟的血药浓度,Δt为两次取血间隔时间(50分钟)。

【注意事项】

(1)每次取液的量必须准确,否则计算出的半衰期不仅不准确,甚至有可能出现负值。

（2）也可不麻醉家兔而直接从心脏或耳缘静脉取血。

> 思考题

测定药物的 $t_{1/2}$ 有何临床意义？

实验十四　肝药物代谢酶 CYP_{450} 含量测定

【目的】

测定药物对肝药物代谢酶 CYP_{450} 的诱导和抑制作用。

【原理】

药物的体内代谢过程可分为 I 相反应（分解代谢）及 II 相反应（合成代谢）。I 相反应包括氧化、还原和水解反应，主要由细胞色素 P_{450}（CYP_{450}）催化。CYP_{450} 的诱导和抑制具有重要的临床意义，可影响临床药物的相互作用。

苯巴比妥钠为 CYP_{450} 的诱导剂，而放线菌素 D 为 CYP_{450} 的抑制剂。本实验通过测定苯巴比妥钠和放线菌素 D 对肝 CYP_{450} 含量的影响，介绍了肝药物代谢酶诱导剂及抑制剂的筛选方法之一。

CYP_{450} 含量的测定：CYP_{450} 为血红素蛋白，其还原型与 CO 结合后，在波长 450 nm 处出现吸收峰，故可通过测定溶液的吸光度值，反映溶液中 CYP_{450} 的含量。

【对象】

小鼠，雌、雄各半。

【药品和器材】

0.75％苯巴比妥钠溶液、0.002％放线菌素 D 溶液、0.25 mol/L 蔗糖溶液、0.05 mol/L Tris-HCl 缓冲液、连二亚硫酸钠、生理盐水、分光光度计、天平、低温离心机、制冰机、CO 气瓶、玻璃匀浆器、漏斗、移液管、冰盒。

【方法和步骤】

1. 分组　先将小鼠逐一称重，按照体重由轻到重（或由重到轻）排序。根据简化随机原则，将小鼠分为 3 组（甲、乙、丙），每组 3 只。

2. 腹腔注射给药　甲组为 0.75％苯巴比妥钠溶液，乙组为 0.002％放线菌素 D 溶液，丙组为生理盐水。每组小鼠均连续给药 3 天。

3. 制备肝匀浆　将小鼠处死，取出肝（注意勿破坏胆囊）。称重后，将肝组织置于玻璃匀浆器中，加入预冷后的 0.25 mol/L 蔗糖溶液（0.5 ml/100 mg 肝组织），冰浴下研磨至淡粉色匀浆。然后 4 ℃下 10 000 g 离心 20 分钟后，留取上清液。

4. CYP_{450} 含量的测定　取上清液 1 ml，加入预冷后的 0.05 mol/L Tris-HCl 缓冲液 9 ml，充分混匀。冰浴下通 CO，1～2 气泡/秒，通气 2 分钟。将通气完毕的溶液分为两半，分别置于两个试管中：一个作为测定吸光度时的参照杯，另一个加入连二亚硫酸钠 5 mg，充分混匀，即为待测样本杯。测定并记录样本杯在 450 nm 和 490 nm 波长下的吸光度值

（记入表 5-6）。

表 5-6 样本在不同波长下的吸光度值

波长	生理盐水对照组	苯巴比妥钠组	放线菌素 D 组
450 nm			
490 nm			

5. 计算 CYP_{450} 含量 根据公式 $A = E \cdot C \cdot L$［其中：A 为吸光度；E 为 490 nm 到 450 nm 波长的示差光谱消光系数，本实验中 $E = 104$ L/cm · mmol；C 为 CYP_{450} 浓度；L 为比色杯厚度（光路长度），本实验中比色杯厚度为 1 cm］，得到：

$$CYP_{450}(\text{nmol/g 肝}) = [(A_{450} - A_{490})/(E \cdot L)] \times 50\ 000$$

（其中 50 000 为本实验制备肝匀浆过程中的稀释倍数。）

6. CYP_{450} 的诱导和抑制

（1）CYP_{450} 升高百分率：

　　　［（苯巴比妥钠组－生理盐水对照组）/生理盐水对照组］×100%

（2）CYP_{450} 降低百分率：

　　　［（生理盐水对照组－放线菌素 D 组）/生理盐水对照组］×100%

【注意事项】

（1）肝匀浆制备均需于冰上完成操作，所使用的溶液均需预先置于冰中预冷，以免操作过程中造成 CYP_{450} 的损失和破坏。

（2）肝匀浆制备过程中，注意不要破坏胆囊，以免胆红素对 CYP_{450} 血红素蛋白测定造成影响和干扰。

（3）本实验中的测定方法较为简单、粗略。若提取肝微粒体，可通过测定肝微粒体的蛋白浓度（如 Bradford 法），求得单位蛋白浓度的 CYP_{450} 含量。

思考题

1. 请举例说明 CYP_{450} 的诱导或抑制具有哪些临床意义。

2. 试述 CYP_{450} 诱导剂及抑制剂的可能作用机制。

实验十五 苯海拉明对组胺的竞争性拮抗作用（PA2值的测定）

【目的】

观察组胺对小肠收缩的影响，测定苯海拉明的拮抗参数（PA2 值）。

【原理】

当激动药与拮抗药合用时，拮抗药使两倍浓度的激动药仅产生原浓度激动药的反应水平,此时该拮抗药的摩尔浓度的负对数值为PA2值。组胺可局部作用于H_1受体,引起胃肠道、气管、支气管平滑肌收缩。H_1受体阻断药苯海拉明对组胺具有竞争性拮抗作用,其作用强度可用拮抗参数(PA2值)来反映。本实验通过测定苯海拉明对组胺的拮抗参数PA2值,介绍了如何评价拮抗药的作用强度。

【对象】

豚鼠,体重300 g左右,雌、雄均可。

【药品和器材】

磷酸组胺溶液(1×10^{-7} mol/L, 1×10^{-6} mol/L, 1×10^{-5} mol/L, 1×10^{-4} mol/L, 1×10^{-3} mol/L, 1×10^{-2} mol/L, 1×10^{-1} mol/L)、苯海拉明溶液(1×10^{-5} mol/L, 5×10^{-5} mol/L, 1×10^{-4} mol/L)、台氏液、BL-420生物机能实验系统、恒温水浴箱、麦氏浴槽、张力换能器、手术器械、铁架台、培养皿、注射器。

【方法和步骤】

1. **制备肠段** 取1只豚鼠,击头处死,迅速剖腹,取出回肠,放入盛有台氏液的培养皿中。用注射器吸取台氏液,冲洗肠管至少3遍,将肠内容物清除。剪成约2 cm长的肠段备用。

2. **组胺的小肠收缩作用** 将肠段两端结扎,一端固定在麦氏浴槽中,另一端固定于换能器上。浴槽中加入15 ml台氏液,(37 ± 0.5)℃恒温,通入氧气。待肠段稳定10分钟后,记录一段基线。然后加入不同浓度的磷酸组胺溶液。每次加完后,待肠管张力不再增加,方可再加入磷酸组胺溶液。记录收缩曲线。(表5-7)

表5-7 离体回肠在不同苯海拉明溶液浓度下给予不同浓度磷酸组胺溶液引起的张力变化

磷酸组胺溶液浓度/(mol/L)	未加拮抗药前肠段收缩情况	苯海拉明溶液浓度/(mol/L)		
		1×10^{-5}	5×10^{-5}	1×10^{-4}
1×10^{-7}				
1×10^{-6}				
1×10^{-5}				
1×10^{-4}				
1×10^{-3}				
1×10^{-2}				
1×10^{-1}				

3. **苯海拉明的拮抗作用** 用台氏液冲洗麦氏浴槽3次,麦氏浴槽内溶液仍为15 ml,加入1×10^{-5} mol/L苯海拉明溶液0.2 ml,待肠管稳定5分钟后,依上述方法加入不同浓度的磷酸组胺溶液,记录收缩曲线。再次冲洗麦氏浴槽,加入5×10^{-5} mol/L苯海拉明溶液0.2 ml,待肠管稳定5分钟后,依上述方法加入不同浓度的磷酸组胺溶液,记录收缩曲线。与上述类似,冲洗麦氏浴槽后,加入1×10^{-4} mol/L苯海拉明溶液0.2 ml,记录收缩曲线(表5-7)。

4. **计算PA2值** 可利用BL-420生物机能实验系统计算,亦可使用三点法、Scott比值法进行计算。

（1）先测量各组累积浓度的收缩反应强度，然后以效能为百分之百计算。

（2）求出各浓度的反应百分率，以组胺终浓度为横坐标，反应百分率为纵坐标，在系统或坐标纸上给出量曲线，从量曲线上分别求出使用拮抗药前后，激动药引起 50% 反应所需的剂量（$ED50$），代入公式计算 PA2 值（表 5-8）。

$$PA2 = \lg(E'/E-1) - \lg B$$

E' 为有拮抗药时激动药的 $ED50$；E 为无拮抗药时激动药的 $ED50$；B 为拮抗药的摩尔浓度。

表 5-8　磷酸组胺溶液浓度与 $\lg(x-1)$ 关系表

磷酸组胺溶液浓度$[D]$/(mol/L)	$-\lg[D]$	$E_{max}/E=x$	$\lg(x-1)$
1×10^{-7}			
1×10^{-6}			
1×10^{-5}			
1×10^{-4}			
1×10^{-3}			
1×10^{-2}			
1×10^{-1}			

【注意事项】

（1）制备肠段时，注意操作规范，尽量避免损伤，以免影响后续收缩功能的测定。

（2）加入药量必须准确，药液可以直接加在浴槽溶液的液面上。

思考题

试述竞争性拮抗药与非竞争性拮抗药的区别。

实验十六　吗啡和水杨酸钠的镇痛作用比较

方法一：热板法

【目的】

了解筛选镇痛药并比较药物镇痛效价的方法。

【原理】

各种伤害引起的疼痛性刺激通过感觉纤维传入脊髓，最后到达大脑皮质感觉区而引起疼痛。中枢性镇痛药（如吗啡等）和外周性镇痛药（如水杨酸类），分别通过痛感觉中枢整合作用及抑制或减少痛觉的传入而达到镇痛作用。中枢性镇痛药的镇痛作用较易用热板法加以证实，但某些外周性镇痛药（如水杨酸类）的镇痛作用不宜用此方法测定。

【对象】

小鼠(雌性)。

【药品和器材】

0.1%盐酸吗啡溶液、4%水杨酸钠溶液、生理盐水、电热板、鼠笼、天平、注射器、针头、大烧杯。

【方法和步骤】

1. 动物选择　将电热板温度调节至(55±0.5)℃,将小鼠置于热板上,测定各小鼠的正常痛反应(舔后足或抬后足并回头)时间,共测 2 次,每次间隔 5 分钟,以平均值不超过 30 秒为合格,共选出 3 只小鼠(甲、乙、丙)。

2. 给药　甲鼠腹腔注射 0.1%盐酸吗啡溶液(0.15 ml/10 g),乙鼠腹腔注射 4%水杨酸钠溶液(0.15 ml/10 g),丙鼠腹腔注射生理盐水(0.15 ml/10 g)。

3. 测定　给药后 15、30、45、60 分钟分别测定痛反应时间 1 次。如小鼠在电热板上 60 秒无痛反应,按 60 秒计算。

4. 计算　按下列公式计算痛阈提高百分率。

$$痛阈提高百分率 = \frac{用药后痛反应时间 - 用药前痛反应时间}{用药前痛反应时间} \times 100\%$$

(如用药后痛反应时间减去用药前痛反应时间为负数,则以零计算。)

5. 记录　将结果记入表 5-9 并比较。

表 5-9　吗啡和水杨酸钠的痛反应潜伏期比较

鼠(编号)	体重/g	药物与剂量	给药前			给药后			
			1	2	平均	15	30	45	60
1									
2									
3									

【注意事项】

(1)测定痛反应时,一旦小鼠表现出典型痛反应即应移开电热板,60 秒无痛反应也立即移开电热板,以免造成烫伤。

(2)本实验不能使用雄性小鼠,因为阴囊皮肤对热刺激敏感,受热后阴囊会下坠。

(3)正常小鼠一般放在电热板上 10~15 秒会出现不安、举前肢、舔前足、踢后肢、跳跃等现象,但这些动作均不作为痛指标,只有舔后足才可作为疼痛的指标。

方法二:扭体法

实验目的、原理及对象同上。

【药品和器材】

0.1%盐酸吗啡溶液、4%阿司匹林混悬液、1%酒石酸锑钾溶液、生理盐水、天平、注射器、小鼠笼。

【方法和步骤】

取 3 只小鼠(甲、乙、丙),编号,称重。甲鼠皮下注射 0.1% 盐酸吗啡(0.15 ml/10 g)、乙鼠以 4% 阿司匹林混悬液(0.15 ml/10 g)灌胃,丙鼠皮下注射生理盐水(0.15 ml/10 g)。30 分钟后,各鼠分别腹腔注射 1% 酒石酸锑钾(0.1 ml/10 g),观察 15 分钟内各鼠有无扭体反应出现。扭体反应的表现为腹部收缩、躯体扭曲、后肢伸展及蠕行等。汇集全实验室的结果,统计比较。

【注意事项】

1% 酒石酸锑钾溶液宜新鲜配制,也可用 0.6% 的溶液代替。用本法筛试抗炎镇痛药较易取得阳性结果。

> 思考题

1. 联系吗啡和水杨酸钠的镇痛实验结果,讨论两类镇痛药的作用和应用。
2. 讨论热板法和扭体法的区别。

实验十七　氯丙嗪对小鼠体温调节的影响

【目的】

观察氯丙嗪对正常小鼠体温的影响。

【原理】

恒温动物有完善的体温调节机制,在外界环境温度改变时,体温调节中枢通过调节产热过程和散热过程维持体温相对恒定。氯丙嗪通过抑制下丘脑体温调节中枢而使体温调节失灵,因而使体温随环境温度变化而升降。

【对象】

小鼠。

【药品和器材】

0.03% 盐酸氯丙嗪溶液、生理盐水、液体石蜡、小鼠笼、天平、体温计、注射器、冰箱。

【方法和步骤】

取 4 只健康小鼠,雌、雄不限,编号甲、乙、丙、丁。在室温下观察各小鼠一般活动状态,用液体石蜡涂擦体温计的前端,插入肛门约 0.5 cm,3 分钟后取出,记录体温,每只测量 2 次,取平均值。甲、乙鼠腹腔注射 0.03% 盐酸氯丙嗪(0.1 ml/10 g),丙、丁鼠腹腔注射生理盐水(0.1 ml/10 g)。注射后将甲、丙鼠置于冰箱中,记录冰箱温度,乙、丁鼠放于室温环境中。给药 30、60 分钟后分别测量各小鼠体温并观察活动一次,记录,比较给药前后各小鼠的体温变化。

【注意事项】

(1)体温计末端可涂少许液体石蜡,每次插入肛门深度应一致。

（2）小鼠正常体温为（37±1.0）℃。

> **思考题**

1. 为什么氯丙嗪能使小鼠的体温降至正常体温以下？临床上有哪些意义？
2. 简述氯丙嗪降温作用的特点。

实验十八　氯丙嗪的中枢安定和抗激怒反应作用

【目的】

观察氯丙嗪的中枢安定作用。

【原理】

抗精神病药氯丙嗪对中枢神经系统具有抑制作用，能起到安定效应。治疗量的氯丙嗪能明显减少自发活动，可诱导入睡，但易觉醒。氯丙嗪能减少动物的攻击行为，使之驯服，易于接近。电刺激小鼠足部诱发的疼痛可引起小鼠的激怒反应，表现为尖叫、奔跑、跳跃、站立，甚至互相格斗和撕咬。氯丙嗪可抑制小鼠的这些激怒反应。

【对象】

雄性小鼠。

【药品和器材】

0.06%盐酸氯丙嗪溶液、生理盐水、药理生理多用仪、电刺激盒、小钟罩、瓷盘、1 ml 注射器、天平、胶布少许。

【方法和步骤】

（1）仪器准备。将药理生理多用仪前面板"刺激方式"设置为"连续 B"，"A 频率"设置为 2 或 4 Hz（即每次刺激持续时间为 0.5 或 0.25 秒），"B 时间"设置为 0.5 或 1 秒（即每两次刺激间的间隔时间为 0.5 或 1 秒）。将后面板开关拨向"电惊、激怒"侧（切勿拨向"恒温、光电"侧）。将后面板电压调至适当强度（140～160 V）后，固定之。将与电刺激盒相连的导线插入"交流输出"的两孔插座内。

（2）动物准备。将准备好的 4 只雄性小鼠分别称重、编号。将体重相近的两只配对，分成对照组和用药组。

（3）测定两组小鼠产生斗咬对峙反应所需的刺激次数。

（4）对照组腹腔注射生理盐水（0.1 ml/10 g），用药组腹腔注射 0.06%盐酸氯丙嗪（0.1 ml/10 g）。15 分钟后重复上一个步骤，获得用药后产生斗咬对峙反应所需刺激次数。

（5）对照组及用药组小鼠的尾部贴上胶布并头向下做悬垂状，观察各小鼠反应。

【注意事项】

（1）刺激电压应从低到高，过低不会引起激怒，过高易致小鼠逃避。

（2）实验过程中应及时清除电刺激盒内小鼠的大小便，以免造成短路。

▷ 思考题 ◁

氯丙嗪对小鼠产生安定作用的机制是什么？有何临床意义？

实验十九 利多卡因的抗心律失常作用

【目的】

观察利多卡因的抗心律失常作用。

【原理】

氯化钡能促使浦氏纤维的钠离子内流,提高舒张期的除极速率,从而诱发室性心律失常,可表现为室性期前收缩、二联律、室性心动过速、心室颤动等,也是一种筛选抗心律失常药物的模型。奎尼丁、利多卡因、β受体阻断药等对之有效。

【对象】

大鼠。

【药品和器材】

0.4％氯化钡溶液、0.5％利多卡因溶液、10％水合氯醛溶液、生理盐水、大鼠手术台、手术剪、手术镊、眼科剪、眼科镊、注射器(1 ml、2 ml)、头皮静脉注射针头、台式磅秤、棉球、秒表、纱带、心电针式电极、BL-420生物机能实验系统。

【方法和步骤】

1. 麻醉 取2只大鼠(甲、乙),称重,分别腹腔注射10％水合氯醛溶液(0.3 ml/100 g)麻醉,仰卧位固定于大鼠手术台上。

2. 给药准备 于大鼠一侧大腿内侧股动脉搏动处剪开皮肤约2 cm,暴露股静脉,插入与注射器相连的头皮静脉注射针头,以备给药。

3. 描记正常心电图 将心电针式电极按要求插入四肢皮下(红色电极接右前肢,黄色电极接左前肢,绿色电极接左后肢,黑色电极接右后肢),将心电针式电极输入端插头与BL-420生物机能实验系统前面板的ECG全导联心电接口连接好。选择"输入信号"菜单中的"1通道"弹出"1通道子菜单",在"1通道子菜单"中选择"全导联心电"菜单项,此时在显示屏左下角出现一个"心电导联"对话框,在"心电导联"对话框中选择好心电导联,单击工具栏上的"启动波形显示"命令按钮,或从"基本功能"菜单中选择"启动波形显示"命令项,即可在显示屏上观察到实验动物的心电图。调整有关实验参数,观察、描记大鼠正常心电图。

4. 注射氯化钡诱发心律失常 描记一段正常心电图后,由股静脉缓慢注射0.4％氯化钡溶液[0.1 ml/100 g(4 mg/kg)],立即描记心电图20秒,以后每隔1分钟再描记心电图一小段,并通过显示屏对心电图连续观察、监视,直至恢复窦性心律。记录心律失常的持续时间。

5. 观察利多卡因的治疗作用 当心律失常出现(期前收缩、二联律)后,立即由股静脉注射以下溶液。

(1)甲鼠注射0.5％利多卡因溶液[0.1 ml/100 g(5 mg/kg)]。

(2)乙鼠注射生理盐水(0.1 ml/100 g)。

按上述要求描记心电图,并通过显示屏对心电图连续观察、监视。

【注意事项】

(1)利多卡因拮抗氯化钡诱发心律失常的作用,奏效极快。因而,在推注利多卡因期间即可开始描记心电图,以便观察心电图的变化过程。

(2)实验中的麻醉药水合氯醛不能以戊巴比妥钠等替代,否则很难引起较恒定的心律失常。

(3)实验中给药也可通过舌下静脉注射。

(4)实验也可以在家兔身上进行,使用的药物分别为20%氨基甲酸乙酯溶液(3 ml/kg,麻醉)、0.4%氯化钡溶液(1 ml/kg)、0.5%利多卡因溶液(1 ml/kg),均从耳缘静脉注射。

(5)大鼠、豚鼠等小动物即使发生心室颤动,也有自然恢复的可能。犬、猴等大型动物则不然,发生心室颤动后多以死亡告终。

思考题

评价利多卡因对氯化钡诱发的心律失常的治疗作用。

实验二十　糖皮质激素对毛细血管通透性的影响

【目的】

观察糖皮质激素类药氢化可的松的抗炎作用。

【原理】

糖皮质激素能抑制致炎因子的基因转录,从而抑制毛细血管扩张,抑制白细胞的浸润和吞噬,减轻渗出和水肿。在炎症后期,糖皮质激素可抑制毛细血管和成纤维细胞的增生,从而延缓肉芽组织的生成,起到防止炎症后遗症的作用。醋酸作为化学致炎的刺激物质,腹腔注射后,可致动物腹腔毛细血管通透性增加。本实验通过测定静脉注射染料在腹腔内的渗出量,观察药物对毛细血管通透性的影响。

【对象】

小鼠。

【药品和器材】

0.5%伊文思蓝溶液、0.6%冰醋酸溶液、0.5%氢化可的松溶液、生理盐水、分光光度计、离心机。

【方法和步骤】

(1)取10只小鼠,称重,随机分为两组。

(2)两组小鼠分别于皮下注射0.5%氢化可的松溶液(0.1 ml/10 g)和等量生理盐水。

(3)30分钟后,两组小鼠均由尾静脉注射0.5%伊文思蓝溶液(0.1 ml/10 g),随即腹腔注射0.6%冰醋酸溶液(0.2 ml/只)。

（4）20 分钟后，颈椎脱臼处死小鼠，剪开腹腔，用 6 ml 生理盐水分数次洗涤腹腔，吸出洗涤液，加入生理盐水至 10 ml，3000 r/min 离心 10 分钟，取上清液，用分光光度计于590 nm 波长处比色，在标准曲线上查出每只小鼠腹腔内渗出伊文思蓝的微克数。以对照组小鼠腹腔渗出的染料微克数为 100％，按下列公式计算给药组小鼠腹腔抑制染料渗出的百分率。记入表 5-10。

渗出抑制百分率＝（对照组伊文思蓝渗出量－给药组伊文思蓝渗出量）/对照组伊文思蓝渗出量× 100％

表 5-10　两组小鼠实验数据

组别	动物数	伊文思蓝量	伊文思蓝渗出量	渗出抑制百分率
给药组				
对照组				

【注意事项】

（1）剪开腹腔时勿损伤腹腔血管，以免因出血而影响比色结果。

（2）如有出血或洗液混浊，光密度将明显增加，应离心沉淀后再比色。

思考题

糖皮质激素的抗炎机制是什么？在临床上有哪些应用？

实验二十一　消化道平滑肌的生理特性和药物对其的影响

【目的】

学习哺乳动物离体肠肌标本的制备及灌流方法，观察消化道平滑肌的生理特性及某些药物对离体肠平滑肌的影响。

【原理】

消化道平滑肌与骨骼肌、心肌一样，也具有兴奋性、传导性、收缩性和自律性。相比之下，消化道平滑肌具有兴奋性低，收缩缓慢，伸展性大，对化学物质、温度变化及牵张刺激较敏感等特性。小肠离体后，置于适宜的溶液中，观察、分析上述生理特性。

【对象】

家兔。

【药品和器材】

电热恒温器、麦氏浴槽、张力换能器（量程为 25 g 以下）、生物信号采集处理系统、L 型通气管、道氏袋、棉线、注射器、培养皿、温度计、烧杯、螺丝夹、三维调节器、台氏液、0.01％去甲肾上腺素溶液、0.01％乙酰胆碱溶液、0.01％阿托品溶液、1 mol/L 氢氧化钠溶液、1 mol/L 盐酸溶液、2％氯化钙溶液。

【方法和步骤】

1. 实验装置准备　恒温平滑肌浴槽(麦氏浴槽)可用来记录消化道平滑肌的收缩活动,分为外槽和内槽。内槽用来浸浴实验标本,台氏液以刚能淹没肠管为宜。外槽内有恒温自来水以加热内槽中的台氏液,控温于 37 ℃左右。麦氏浴槽的排水管通道上有弹簧夹,打开用 50 ml 注射器抽取,可使浴槽内的液体流出,主管则可加入新鲜台氏液。

2. 标本制备　取禁食 24 小时的健康家兔,用木槌猛击兔头枕部,使兔昏迷后立即剖开腹腔,找出胃幽门与十二指肠交界处,快速取长 20～30 cm 的肠管。先将与该肠管相连的肠系膜沿肠缘剪去,然后将肠管置于台氏液中轻轻漂洗。肠内容物基本洗净后,将肠管分成 6 段,每段长 2～3 cm,两端各系一根棉线,保存于室温台氏液中备用。

3. 标本安装　将充满氧气的道氏袋与通气管钩相连。将肠段一端固定在通气管钩上,放入准备好的台氏液中,将另一端系在张力换能器的悬梁臂上,换能器与生物信号采集处理系统的通道相连并输入计算机。调节氧气袋出气管上的滚轴,控制通气量(使空气气泡从通气管前端呈单个而不是成串逸出,以免振动悬线而影响记录),台氏液加热至 37 ℃,实验开始。

4. 观察项目

(1)待标本稳定后,记录小肠平滑肌收缩的对照曲线。

(2)乙酰胆碱的作用。用滴管向麦氏浴槽内加入 1～2 滴 0.01％乙酰胆碱溶液。观察到明显效果后,立即从排水管放出浴槽内含乙酰胆碱的台氏液,加入新鲜温台氏液。由此反复 3 次,以洗涤或稀释残留的乙酰胆碱,使之达到无效浓度,待小肠运动恢复后进行下一项。

(3)阿托品的作用。用滴管向麦氏浴槽内加入 2～4 滴 0.01％阿托品溶液,2 分钟后再加入 1～2 滴 0.01％乙酰胆碱溶液,观察小肠平滑肌的变化,并与观察项目(2)比较。更换台氏液后进行下一项。

(4)肾上腺素的作用。用滴管向麦氏浴槽内加入 1～2 滴 0.01％去甲肾上腺素溶液,观察小肠运动的反应。出现明显效果后,立即更换台氏液。

(5)氯化钙的作用。用滴管向麦氏浴槽内加入 2～3 滴 2％氯化钙溶液,观察其反应,出现明显效果后迅速冲洗。

(6)盐酸的作用。用滴管向麦氏浴槽内加入 1～2 滴 1 mol/L 盐酸溶液,观察其反应。

(7)氢氧化钠的作用。在(6)的基础上加入等容量的 1 mol/L 氢氧化钠溶液,观察其反应。按上述方法更换台氏液,反复冲洗。

(8)温度的影响。将麦氏浴槽内的台氏液放出,再注入 25 ℃台氏液,观察平滑肌收缩有何改变。出现明显效果后再换入 38 ℃台氏液,持续一段时间,观察收缩活动的变化。

【注意事项】

(1)实验过程中必须保证标本的供氧(通气)及麦氏浴槽内台氏液的恒温(38 ℃),以维持标本活性。

(2)麦氏浴槽内的液面高度应保持恒定。

（3）放大器零点调好后不要再移动旋钮，以免影响基线。

（4）上述各药液加入的量系参考数据，效果不明显者可以酌情加量。

（5）每次实验效果明显后立即放掉含药液的台氏液，并冲洗多次，以免平滑肌出现不可逆反应。

（6）各项处理必须有处理标记。

思考题

1. 从记录曲线中观察和比较小肠平滑肌与心肌、骨骼肌的收缩特性有何不同。

2. 通过观察和分析记录曲线的变化，阐明各项处理引起的肌肉收缩变化的机制。

实验二十二 消化道运动特征的观察

【目的】

观察消化道各种形式的运动，以及神经和体液因素对胃肠运动的调节。

【原理】

消化道平滑肌具有自动节律性，可以形成多种形式的运动，主要包括紧张性收缩、蠕动、分节运动及摆动。在整体情况下，消化道平滑肌的运动受到神经和体液的调节。兔的胃肠运动活跃且运动形式典型，最适合进行实验观察。

【对象】

兔。

【药品和器材】

台氏液或生理盐水、阿托品注射液、20％氨基甲酸乙酯溶液、1∶10 000 肾上腺素溶液、1∶10 000 乙酰胆碱溶液、哺乳动物手术器械 1 套、纱布、丝线、电刺激器、保护电极、兔手术台。

【方法和步骤】

1. 实验准备

（1）由耳缘静脉缓慢注射 20％氨基甲酸乙酯（1 g/kg）进行麻醉，之后将兔以仰卧位固定于兔手术台上，剪去颈部和腹部的被毛。

（2）按常规行气管插管术。

（3）从剑突下沿正中线切开皮肤，打开腹腔，暴露胃肠。

（4）在膈下食管的末端找出迷走神经的前支，分离后下穿一条丝线备用。以浸有温台氏液或温生理盐水的纱布将肠推向右侧，于左侧腹后壁肾上腺的上方找出左侧内脏大神经，分离后下穿一条丝线备用。

2. 观察项目

（1）观察相对正常情况下胃肠运动的形式，注意胃肠的蠕动、逆蠕动和紧张性收缩，以及小肠的分节运动等。在幽门与十二指肠的结合部可观察到小肠的摆动。

（2）用连续电脉冲（波宽 0.2 ms、强度 5 V，10～20 Hz）作用于膈下迷走神经 1～3 分钟,观察胃肠运动的改变,如不明显,可反复刺激几次。

(3)由耳缘静脉注射阿托品注射液 0.5 mg,再刺激膈下迷走神经 1～3 分钟,观察胃肠运动的变化。

(4)用连续电脉冲(波宽 0.2 ms、强度 10 V,10～20 Hz)刺激内脏大神经 1～5 分钟,观察胃肠运动的变化。

(5)由耳缘静脉注射肾上腺素(1∶10 000)0.5 ml,观察胃肠运动的变化。

(6)将肾上腺素和 1∶10 000 乙酰胆碱溶液分别滴在小肠上,观察小肠运动有何变化。

【注意事项】

(1)若胃肠在空气中暴露时间过长,腹腔温度会下降,胃肠表面会干燥,应随时用温台氏液或温生理盐水湿润胃肠,防止温度下降和干燥。

(2)实验前 2～3 小时将兔喂饱,实验结果较好。

思考题

迷走神经和内脏大神经对胃肠运动有何作用?

实验二十三　胸内负压的测定和气胸的观察

【目的】

测量胸内负压,观察不同因素对胸内负压的影响。

【原理】

在平静呼吸时,胸膜腔内的压力虽随呼气和吸气而升降,但始终低于大气压,称为胸内负压。在胸膜腔密闭性被破坏后,外界空气进入胸膜腔形成气胸,胸内负压就会消失。

【对象】

家兔。

【药品和器材】

兔手术台、哺乳动物手术器械 1 套、生物信号采集处理系统、压力换能器、胸内套管、20％氨基甲酸乙酯溶液。

【方法和步骤】

1. 装置连接　将胸内套管的尾端用硬质塑料管连至压力换能器,换能器内不灌注液体,换能器的连接线连接至生物信号采集处理系统。在胸膜腔穿刺之前,换能器经胸内套管与大气相通(图 5-3)。

2. 手术准备　将 20％氨基甲酸乙酯溶液以 5 ml/kg 的剂量注入家兔耳缘静脉,待家兔麻醉后,以仰卧位固定于兔手术台上。剪去右侧胸部和剑突部位的被毛。在家兔右胸第 4、5 肋骨之间沿肋骨上缘做一长约 2 cm 的皮肤切口。将胸内套管的箭头形尖端从肋间插入胸膜腔后,迅即旋转 90°并向外牵引,使箭头形尖端的后缘紧贴胸廓内壁,将胸内套管的长方形固定片与肋骨方向垂直,旋紧固定螺丝,使胸膜腔保持密封、不漏

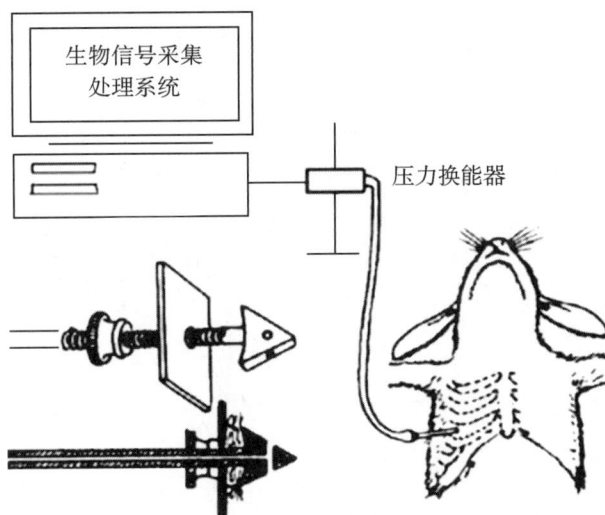

图 5-3 装置连接

气。此时可见生物信号处理系统的压力曲线下降,表示胸膜腔内压低于大气压,为生理负值。也可用粗的穿刺针头代替胸内套管,此时无须切开皮肤即可插入胸膜腔,然后用胶布将针尾固定于胸部皮肤上。但使用此法时针头易被血凝块或组织堵塞,应加以注意。

3. 实验项目

(1)平静呼吸时胸内负压。记录平静呼吸时胸膜腔内压的变化,比较吸气和呼气时胸膜腔内压的变化情况。

(2)气胸时胸膜腔内压的变化。先从上腹部切开,将内脏下推,可观察到膈肌运动,然后沿第 7 肋骨上缘切开皮肤,用止血钳分离切断肋间肌及壁胸膜,造成约 1 cm 长的创口,使胸膜腔与大气相通,形成气胸。观察肺组织是否萎陷,胸膜腔内压是否仍低于大气压并随呼吸而升降。

(3)恢复胸腔密闭状态时的胸膜腔内压。迅速关闭创口,用注射器抽出胸膜腔内的气体。观察胸内负压是否重新出现,且随呼吸运动而变化。

【注意事项】

(1)插胸内套管时切口不可过大,动作要迅速,以免空气过多漏入胸膜腔。

(2)用穿刺针时不要插得过猛过深,以免刺破肺泡组织和血管,形成气胸或导致出血过多。

(3)压力换能器的管腔内不可充灌生理盐水。

(4)检测胸膜腔内压时若不慎形成气胸,应及时封闭漏气的创口,再用注射器抽出胸膜腔内的气体,则可重新形成胸内负压。

思考题

1. 平静呼吸时胸膜腔内压为什么始终低于大气压？
2. 在什么情况下胸膜腔内压可高于大气压？
3. 胸膜腔与外界相通时,胸内负压有何变化？为什么？

实验二十四　正常肾泌尿功能的调节

【目的】

观察神经、体液和重吸收等因素对尿生成的影响。

【原理】

肾是一个多功能器官,主要功能之一是泌尿。肾通过调节肾血流量、肾小球滤过率、肾小管排泄与重吸收,以及排泄体内代谢物质,维持着机体内环境的稳定。动脉血压与血容量的变化、肾自身调节以及一些神经体液因素,可影响尿液的生成。

【对象】

家兔(雄性)。

【药品和器材】

1. **药品**　20％氨基甲酸乙酯生理盐水、5％葡萄糖溶液、0.6％酚红注射液、10％氢氧化钠溶液、1∶10 000 去甲肾上腺素溶液、呋塞米注射液、垂体后叶素。

2. **一般器械**　兔手术台、哺乳动物手术器械 1 套、注射器(1 ml、2 ml、5 ml、10 ml)、多色丝线、纱布、液体石蜡、听诊器、输液装置、导尿管、培养皿等。

3. **仪器设备**　MedLab 生物信号采集处理系统、压力换能器、三通管。

【方法和步骤】

1. **动物的麻醉与手术**

(1)家兔称重。

(2)自耳缘静脉注入 20％氨基甲酸乙酯(5 ml/kg)进行麻醉,之后将兔以仰卧位固定于兔手术台上。

(3)剪去颈部和腹股沟部的被毛。

(4)在颈部正中做一个切口,分离皮下组织,暴露气管并进行气管插管。分离左侧颈总动脉、颈外静脉并分别穿线备用。

(5)分别进行颈外静脉插管(输液用)和颈动脉插管(测血压)。

(6)将导尿管(头部涂抹液体石蜡,管内充满水)插入尿道中。

(7)手术完成后,让动物安静 5 分钟,调整各记录装置,描记动脉血压和尿量。然后进行下列实验项目。

2. **影响尿液生成的因素**

(1)自耳缘静脉迅速注射 20 ml 38 ℃生理盐水,观察血压和尿量的变化。

(2)先收集 2 滴尿液进行尿糖定性试验作为对照,然后自耳缘静脉注射 3 ml 38 ℃的

50%葡萄糖溶液。观察血压和尿量的变化。每隔 2 分钟取 2 滴尿液做尿糖定性试验,比较出现糖尿的时间与尿量高峰的关系。

（3）自耳缘静脉注射 0.5 ml 0.6%酚红注射液,用盛有 1 ml 10%氢氧化钠溶液的培养皿接取尿液。当尿液中有酚红排出时,遇氢氧化钠即呈现红色。记录开始注射至尿中出现酚红所需的时间。

（4）自耳缘静脉注射 1∶10 000 去甲肾上腺素溶液 0.5 ml,观察血压和尿量的变化。

（5）自耳缘静脉注射呋塞米注射液（5 mg/kg）,观察血压和尿量的变化。

（6）自耳缘静脉注射 2 U 垂体后叶素,观察血压和尿量的变化。

（7）取得最后一次指标后,可对实验动物颈静脉注射空气处死,结束实验。

【注意事项】

（1）选择体重在 2.0 kg 左右的家兔,实验前给兔多喂菜叶,或者用橡皮导尿管向兔胃内灌入 40～50 ml 清水,以增加基础尿量。

（2）插导尿管时一定要小心,反复多次插管会造成尿道充血、水肿而影响指标测定。

思考题

讨论不同因素对尿液生成的影响机制。

（陈 光 陈 洁 罗心静 潘振宇 柯于平 王红梅）

第六章

综合性实验

实验一　生理因素及药物对膈神经放电及呼吸运动的影响

【目的】

学习神经放电的记录方法,观察与呼吸节律同步的膈神经集群放电现象。同时观察生理因素及药物对膈神经放电的影响,加深对呼吸运动调节的认识。

【原理】

脑干呼吸中枢发出的节律性冲动,通过膈神经及肋间神经引起膈肌和肋间肌的节律性舒缩活动,从而产生节律性呼吸运动。体内外各种刺激对呼吸运动的影响,能从膈神经传出纤维的放电活动上反映出来。

【对象】

家兔。

【药品和器材】

哺乳动物手术器械1套、兔手术台、BL-420生物机能实验系统、呼吸流量换能器、引导电极及固定架、玻璃分针、10 ml及20 ml注射器各1支、30 cm长的橡皮管1根、纱布、线。

20%氨基甲酸乙酯溶液、生理盐水、液体石蜡、3%乳酸溶液、5%尼可刹米注射液、1%吗啡注射液、CO_2气体、N_2气体。

【方法和步骤】

1. 动物手术

(1)麻醉固定。家兔称重,将20%氨基甲酸乙酯溶液以5 ml/kg的剂量自耳缘静脉注射麻醉,之后将兔以仰卧位固定于兔手术台上。

(2)剪去颈部兔毛,自胸骨上端向头部做一个正中切口,分离气管,做气管插管。分离颈部两侧迷走神经,穿线备用。

(3)在一侧颈外静脉和胸锁乳突肌之间用止血钳向深处分离,可见到较粗的臂丛神经向后外方行走。在臂丛内侧有一条较细的膈神经横过臂丛神经并向后内侧行走,从斜方肌的腹缘进入胸腔。用玻璃分针将膈神经分离1~2 cm,在神经的外周端穿线备用。做好皮兜,并注入38 ℃的液体石蜡,可起到保温、绝缘及防止神经干燥的作用(也可用温液体石

116

蜡棉条覆盖在神经上)。将膈神经钩在悬空的引导电极上,避免触及周围组织。颈部皮肤接地,以减小干扰。

2. 实验装置

(1)膈神经引导电极连接通道 1,呼吸流量换能器连接通道 3,地线接在动物手术切口处,仪器和动物共一点接地。

(2)启动 BL-420 生物机能实验系统,点击菜单"实验模块/呼吸系统",选择"膈神经放电",即可进行实验。

3. 观察项目

(1)观察膈神经放电与呼吸运动的关系。

(2)吸入气中 CO_2 浓度增加的影响。将充有 CO_2 气体的球胆导管与气管导管开口平行放入一个小烧杯中,打开气阀调节流量,使兔吸入高浓度 CO_2 气体,观察膈神经放电及呼吸运动变化。

(3)吸入气中 O_2 浓度降低的影响。待呼吸恢复正常后,将充有 N_2 气体的球胆导管与气管导管开口平行放入一个小烧杯中,打开气阀调节流量,使兔吸入的 O_2 浓度降低,观察膈神经放电及呼吸运动变化。

(4)增大呼吸无效腔。待呼吸恢复正常后,将气管导管的一侧管夹闭,把 30 cm 长的橡皮管连在气管导管的另一侧,动物通过此橡皮管进行呼吸,观察膈神经放电及呼吸运动变化。

(5)乳酸酸中毒。待呼吸平稳后,由耳缘静脉注射 3% 乳酸溶液 1~2 ml,观察膈神经放电及呼吸运动变化。

(6)静脉注射吗啡。待呼吸平稳后,由耳缘静脉注射 1% 吗啡溶液(0.5 ml/kg),观察膈神经放电及呼吸运动变化。

(7)静脉注射尼可刹米。待呼吸平稳后,由耳缘静脉注射 5% 尼可刹米溶液 1 ml,观察膈神经放电及呼吸运动变化。

(8)切断迷走神经。待呼吸平稳后,切断一侧迷走神经,观察膈神经放电及呼吸运动变化。再切断另一侧迷走神经,观察膈神经放电及呼吸运动变化。

【注意事项】

(1)麻醉不宜过浅,以免动物躁动,产生肌电干扰。

(2)分离膈神经时要小心仔细,避免过度牵拉神经。

(3)保证动物、仪器接地良好。

(4)静脉注射乳酸溶液时速度要慢,总剂量不超过 2 ml,以防动物挣扎或酸中毒死亡。

(5)每项实验完成后,均需待神经放电基本恢复、呼吸平稳后再进行下一项实验。

思考题

1. 膈神经放电与呼吸运动有何关系?膈神经放电在吸气和呼气时有何不同?

2. 分析上述各实验项目中,膈神经放电和呼吸运动的变化机制。

实验二　离体蛙心灌流

【目的】

学习离体蛙心灌流的方法；观察内环境理化因素的相对恒定对维持心脏正常节律性活动的重要作用；了解肾上腺素、乙酰胆碱等激素、神经递质对心脏活动的调节意义。

【原理】

动物的离体心脏，用理化特性类似血浆的代体液灌流时，在一定的时间内，仍然保持有节律的舒张活动。改变灌流液的理化特性，这种节律的舒缩活动也随之发生改变，说明内环境理化因素的相对恒定是维持心脏正常节律活动的必要条件。

【对象】

蟾蜍或蛙。

【药品和器材】

生物信号采集处理系统、张力换能器、蛙类手术器械 1 套、铁架台、双凹夹、滴管、吸管、小烧杯、0.65% 氯化钠溶液、2% 氯化钙溶液、1% 氯化钾溶液、肾上腺素溶液（1∶10 000）、乙酰胆碱溶液（1∶100 000）、任氏液（新鲜配制）等。

【方法和步骤】

（1）取一只蟾蜍或蛙，用金属探针破坏脑和脊髓后以仰卧位固定于蛙板上，剪开胸前区皮肤，剪去胸骨，暴露心脏。用眼科镊提起心包膜，再用眼科剪在心脏收缩时将心包膜剪破，使心脏完全暴露出来。识别心脏的各个部分，包括心房、心室、静脉窦等，并观察心搏。

（2）先在左、右主动脉下方穿 1 条线，并打一个松结留作固定导管用。再在左主动脉下穿 1 条线结扎。用手提起结扎线，用眼科剪在左主动脉距分叉 3 mm 处向心剪 1 个斜口，右手将盛有少量任氏液的蛙心导管由此口插入，先进入动脉圆锥，然后在心室收缩时，向前略向左推动蛙心导管，使之经主动脉瓣进入心室腔内（注意：为了使蛙心导管顺利插入心室，应使心室与动脉圆锥成一条直线，图 6-1）。进入心室的标志是随着心室搏动，有

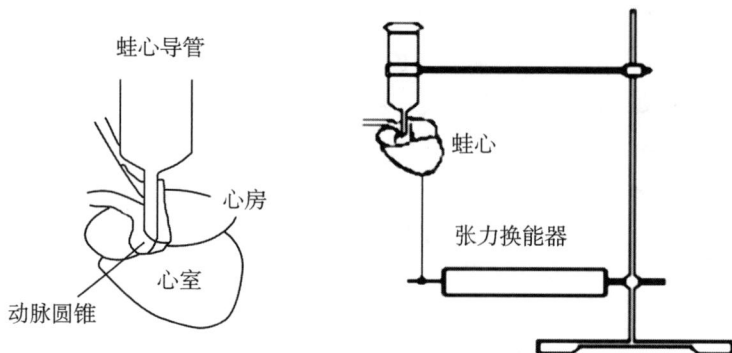

图 6-1　蛙心插管方法及实验连接

血液喷入导管,导管的液面随着心搏而升降。结扎导管并将结扎线固定于导管侧面的小钩上,以防止标本滑脱。注意在蛙心导管插入心室后,用吸管及时吸出导管内的血液,更换新鲜任氏液。

(3)提起导管,剪断主动脉左、右侧分支。轻轻提起导管和心脏,在静脉窦下方绕一条线,将左右肺静脉及前后腔静脉一起结扎(切勿损伤静脉窦),在结扎线下方剪去所有牵连的组织,将心脏摘出。

(4)用任氏液反复冲洗(以 10～25 滴/分的速度缓慢滴注),直至导管内的任氏液完全澄清无色。注意,每次换液时,导管内液面应保持相同的高度。

(5)将蛙心导管固定于铁架台上,用蛙心夹夹住心尖,将蛙心夹与张力换能器相连(图6-1),输入生物信号采集处理系统进行信号采集、记录和分析。

(6)观察项目。

1)描记正常的蛙心搏动曲线。注意观察心搏频率及心室的收缩和舒张程度。

2)将蛙心导管内的任氏液全部更换为 0.65％氯化钠溶液,观察。

3)加入 2％氧化钙溶液 1～2 滴,混匀,观察。

4)加入 1％氧化钾溶液 1～2 滴,混匀,观察。

5)加入 1:10 000 肾上腺素溶液 1～2 滴,混匀,观察。待效应明显后,将灌流液全部吸出,换入新鲜任氏液,使心搏恢复正常。

6)加入 1:100 000 乙酰胆碱溶液 1～2 滴,混匀,观察。待效应明显后,将灌流液全部吸出,换入新鲜任氏液(如果加入乙酰胆碱后心搏停止,换液后,可用滴管插至导管底部,将灌流液挤入心室,反复数次,以将心室内的乙酰胆碱完全清洗出)。

【注意事项】

(1)每次换液时,导管内液面均应保持一定的高度。

(2)每次换入灌流液或滴加试剂出现明显效应后,应立即吸出全部灌流液,并以新鲜任氏液换洗 2～3 次,待心搏恢复正常后,再进行下一个步骤。

(3)每次加入试剂后,应立即用滴管轻轻搅匀,使之迅速发挥作用。

(4)加试剂时,每次不宜过多,先加 1～2 滴,如作用不明显可再补加。

(5)随时滴加任氏液于心脏表面,使之保持湿润状态。

(6)固定张力换能器时,应稍向下倾斜,以免自心脏滴下的液体流入张力换能器内。

思考题

1. 保证记录连续,及时在曲线上加以注释,分析各现象产生的原因。

2. 分析蛙心导管内液面升降不明显的原因并提出相应的对策。

3. 每次换液时,导管内的液面为什么应保持一定的高度?

实验三　急性肺水肿及治疗

【目的】

复制家兔实验性肺水肿模型;了解急性肺水肿表现及其发生机制;探讨急性肺水肿的治疗方案。

【原理】

肺水肿是血浆从毛细血管渗透至肺间质或肺泡造成的。肺水肿是临床上常见的心源性水肿,分为间质性和肺泡性两类,可同时并存或以某一类为主。间质性肺水肿多为慢性,肺泡性肺水肿可分为急性和慢性两种。本实验主要通过静脉大量滴注生理盐水并注射肾上腺素导致急性心源性肺泡性肺水肿。中毒剂量的肾上腺素使心搏速度加快,左心室不能把注入的血液充分排出,左心室舒张期末压力递增,可引起左心房的压力增高,从而使肺静脉发生淤血,肺毛细血管流体静压随之升高,组织液形成增多,不能成为淋巴液充分回流,形成肺水肿。

【对象】

家兔。

【药品和器材】

20%氨基甲酸乙酯溶液、生理盐水、肾上腺素溶液、山莨菪碱溶液、呋塞米注射液、静脉输液装置、听诊器、注射器、哺乳动物手术器械 1 套、烧杯、纱布、棉线、胶布、滤纸、兔手术台、MedLab 生物信号采集处理系统、婴儿秤。

【方法和步骤】

(1)分 4 个实验组,各取 1 只家兔,分为对照组、实验组、呋塞米治疗组、山莨菪碱治疗组。

(2)家兔称重,将 20%氨基甲酸乙酯溶液以 5 ml/kg 的剂量由耳缘静脉注射麻醉,之后将兔以仰卧位固定于兔手术台上。

(3)剪去颈部被毛,进行颈部手术,分离气管、一侧颈总动脉和一侧颈外静脉。倒"T"形切开气管,插入气管导管,用棉线结扎固定。

(4)肝素化后,做动脉插管和静脉插管,动脉导管连于 MedLab 生物信号采集处理系统,静脉导管连于静脉输液装置。

(5)各组动物分别描记正常呼吸和血压曲线,并用听诊器听肺呼吸音。

(6)输入 37 ℃生理盐水(输入总量为 150~180 ml/kg,速度为 180~200 滴/分),待滴注接近完毕时立即向输液瓶中加入肾上腺素溶液(0.5 ml/kg)继续输注(对照组不加肾上腺素)。

(7)治疗组立即进行抢救。呋塞米治疗组由耳缘静脉注射呋塞米注射液(1 ml/kg),观察疗效;山莨菪碱治疗组由耳缘静脉注射山莨菪碱溶液(1.5 ml/kg),观察疗效。

(8)密切观察以下情况:呼吸是否急促、困难;肺部是否出现湿啰音;气管导管内是否有粉红色泡沫液体流出。实验组如上述情况不明显,可重复使用肾上腺素溶液,直至出现明显的肺水肿表现。

(9)所有动物均打开胸腔,用棉线在气管分叉处结扎以防止肺水肿液渗出,在结扎位置上方切断气管,将肺取出,用滤纸吸去肺表面的水分后称重。先根据肺系数＝肺重量(g)/体重(kg)的公式计算肺系数,然后肉眼观察肺大体改变,最后切开肺,观察切面的改变。

【注意事项】

(1)实验组与对照组兔的输液速度应基本一致,不要太快,控制在 180～200 滴/分为宜。

(2)解剖取出肺时,注意勿损伤表面和肺组织,以防止水肿液流出,影响肺系数。

(3)第一次使用肾上腺素后,如肺水肿征象不明显,可重复使用,两次使用应间隔 10～15 分钟,不宜过频。

思考题

1. 本实验复制家兔急性肺水肿模型的机制是什么?
2. 试讨论抢救治疗方案的病理生理学基础。

实验四　酸碱平衡紊乱及治疗

【目的】

通过复制急性呼吸性酸中毒、呼吸性碱中毒和代谢性酸中毒模型,观察酸碱平衡紊乱时动物机体功能及血液酸碱指标的变化;了解代谢性酸中毒的实验治疗原则。

【原理】

正常人体的酸碱度是恒定的,这是机体维持生命活动的必要条件。机体酸碱负荷过度或调节机制障碍会引起体液酸碱度的改变,使机体出现酸碱平衡紊乱。血液 pH 的高低取决于血浆 HCO_3^- 与 H_2CO_3 的浓度比。因血浆 HCO_3^- 浓度原发性降低或升高引起的酸碱平衡紊乱称为代谢性酸中毒或代谢性碱中毒;因血浆 H_2CO_3 浓度原发性升高或降低引起的酸碱平衡紊乱称为呼吸性酸中毒或呼吸性碱中毒。反映呼吸性酸碱平衡紊乱的主要指标是 $PaCO_2$(动脉血 CO_2 分压),反映代谢性酸碱平衡紊乱的主要指标是 BE(碱剩余)和 SB(标准碳酸氢盐)。AB 是实际碳酸氢盐,受呼吸和代谢两方面因素的影响,不能单独做分析,必须将 AB 和 SB 结合起来分析,当 AB＞SB,说明有呼吸性酸中毒;当 AB＜SB,说明有呼吸性碱中毒。

【对象】

家兔。

【药品和器材】

1. 药品　20％氨基甲酸乙酯溶液、0.2％肝素溶液、0.5％乳酸溶液、5％碳酸氢钠溶液。

2. 手术器械　哺乳动物手术器械 1 套、注射器(1 ml 5 支,2 ml、5 ml、10 ml 各 1 支)、

4 号针头 6 个、6 号针头 4 个、兔手术台。

3. **仪器** MedLab 生物信号采集处理系统、兔呼吸机、血气分析仪。

【方法和步骤】

1. **实验准备**

(1)动物称重后,将 20%氨基甲酸乙酯溶液(5 ml/kg)由耳缘静脉缓慢注射。注射期间注意观察动物肌张力、呼吸频率和角膜的变化,防止麻醉过深。麻醉后将家兔以仰卧位固定于兔手术台上,颈部及一侧腹股沟区剪毛。

(2)分离气管及一侧颈总动脉。颈总动脉插管以观察血压,气管内插入"Y"形玻璃套管。

(3)分离一侧股动脉,股动脉内插入细塑料管以备采血。

(4)自耳缘静脉注入 0.2%肝素溶液(5 ml/kg)。

(5)由股动脉取 0.5 ml 血,用血气分析仪测血气各项指标。以上指标作为正常对照值。

2. **复制急性呼吸性酸中毒模型**

(1)用止血钳将气管导管上端侧管所套的橡皮管完全夹闭 1 分钟,造成兔窒息状态,观察并记录血压、呼吸。

(2)自股动脉取 0.5 ml 血测血气各项指标。

(3)松开止血钳,解除窒息,待家兔恢复正常。

3. **复制急性呼吸性碱中毒模型**

(1)将气管导管与兔呼吸机相连,以 150 次/分的速度进行 1 分钟的过度通气。

(2)自股动脉取 0.5 ml 血测血气各项指标。

(3)解除兔呼吸机,待家兔恢复正常。

4. **复制代谢性酸中毒模型及实验治疗**

(1)自耳缘静脉缓慢注射 20 ml 5%乳酸溶液,观察血压、呼吸的变化。5 分钟后自股动脉取 0.5 ml 血测血气各项指标。

(2)根据所测得 BE 的值,按下式进行补碱治疗。

$$BE 绝对值 \times 体重(kg) \times 0.3 = 所需补充碳酸氢钠(mmol)$$

(0.3 HCO_3^- 进入体内分布的间隙,即体重×30%)5% $NaHCO_3$ 1 ml=0.6 mmol

治疗后 10 分钟,再取血测血气各项指标,观察是否恢复到接近正常。

5. **复制代谢性碱中毒**

上述实验结束后让动物恢复 10 分钟,由耳缘静脉注入 5%碳酸氢钠(3 ml/kg)。5 分钟后从股动脉取 0.5 ml 血测血气各项指标。

【注意事项】

(1)注射器取血后立即插入针头护套。晃动注射器,使血标本与肝素混匀,以防发生凝血。

(2)实验前动物不能过分饥饿和剧烈运动,否则会导致酸中毒。

(3)同一只动物换实验项目之前必须有充分的恢复时间。

思考题

1. 反映呼吸性和代谢性酸碱平衡紊乱的指标有哪些？
2. 如何判断酸碱平衡紊乱的类型？

实验五　急性高钾血症及抢救

【目的】

掌握家兔高钾血症模型的复制方法；观察高钾血症时家兔的心电图变化；了解不同浓度血钾对心肌细胞的毒性作用；自行设计和实施抢救治疗方案。

【原理】

高钾血症对机体的危害主要表现在心脏。高钾血症可使心脏有效不应期缩短，兴奋性呈双相变化：轻度高钾血症可引起兴奋性增高，急性重度高钾血症可引起严重传导阻滞和兴奋性消失而导致心搏停止。同时，高钾血症可使心脏自律性和收缩性均下降。本实验通过静脉滴注或推注不同浓度的氯化钾，使血钾浓度升高造成高钾血症，观察心电图变化，了解高钾血症对心脏的影响及抢救治疗措施。

【对象】

家兔。

【药品和器材】

兔手术台、小儿头皮针、哺乳动物手术器械 1 套、注射器（5 ml、10 ml、20 ml）、静脉输液装置、针式电极、5 ml 抗凝试管、离心机、MedLab 生物信号采集处理系统、分光光度计。

20％氨基甲酸乙酯溶液、0.2％肝素、氯化钾溶液（2％、5％、10％）、10％氯化钙溶液、4％碳酸氢钠溶液、葡萄糖胰岛素溶液（50％葡萄糖 4 ml 加 1 U 胰岛素）。

【方法和步骤】

（1）麻醉和固定。家兔称重后，将 20％氨基甲酸乙酯（5 ml/kg）从耳缘静脉缓慢注入。注射时注意观察家兔肌张力、呼吸频率和角膜反射的变化，防止麻醉过深。将家兔以仰卧位固定于兔手术台上。

（2）分离股动脉。分离股动脉后插入动脉导管，以备取血。取 1 ml 血测定实验前的血钾浓度。

（3）将针式电极分别插入右上肢（红）、左下肢（黑）和胸部皮下（白），连接相应的通道并选择输入信号为心电。记录正常的心电图波形并测量 P 波幅度、PR 间期、QRS 波幅度、ST 段宽度、T 波高度等。

（4）以 0.5 ml/min 的速度推注 2％氯化钾（1 ml/kg），间隔 5 分钟再推同等剂量，共 3 次。第三次后采 1 ml 血测定血钾浓度。

（5）以 0.5 ml/min 的速度推注 5％氯化钾（1 ml/kg），间隔 5 分钟再推同等剂量，共 3 次。在每一次推注过程中如心电图出现明显的变化，停止注射，截取图形测量数据，采血测定血钾浓度。

(6)注射10％氯化钾(1 ml/kg),出现明显的心律失常、房颤、室颤波形时分别截取图形、测量数据并采血测定血钾浓度。

(7)抢救。心电图出现明显改变(P波低平、PR间期延长、QRS波增宽、ST段呈弓背抬高、T波明显高尖)时,选用10％氯化钙(2 ml/kg)或4％碳酸氢钠(5 ml/kg)耳缘静脉注射。

【注意事项】

(1)一定要密切观察心电图的变化,及时准确地记录并测定各项指标。

(2)针形电极一定要全部插入皮下,但应防止插入肌肉中。

(3)要控制好麻醉深度,防止家兔挣扎而影响心电图观察。

思考题

1. 高钾血症时心电图的改变有哪些?

2. 治疗时选用氯化钙、碳酸氢钠或葡萄糖胰岛素溶液的病理生理学基础是什么?

实验六　不同类型的缺氧及抢救

【目的】

通过复制缺氧模型,观察缺氧过程中机体的变化。明确缺氧的概念、发生机制及其特点。

【原理】

本实验将小鼠放入盛有钠石灰的密闭缺氧瓶内,模拟大气中氧分压降低引起的乏氧性缺氧。用一氧化碳和亚硝酸钠,使血红蛋白变性,造成血液性缺氧。亚硝酸钠是强氧化剂,用亚甲蓝作为还原剂可对抗亚硝酸钠的氧化作用。氰化物可造成组织中毒性缺氧。

【对象】

小鼠。

【药品和器材】

1. 药品　钠石灰($NaOH \cdot CaO$)、甲酸、浓硫酸、5％亚硝酸钠溶液、1％亚甲蓝溶液、0.1％氰化钾溶液、10％硫代硫酸钠溶液、1％亚硝酸钠溶液、生理盐水。

2. 器材　解剖板、剪刀、镊子、5 ml试管、2 ml吸量管、酒精灯、1 ml注射器、广口瓶、缺氧瓶(图6-2)、一氧化碳发生装置(图6-3)、秒表、玻璃珠。

【方法和步骤】

1. 低张性缺氧

(1)取2个缺氧瓶,一个瓶中放约5 g钠石灰,另一个瓶中放入玻璃珠(与钠石灰所占缺氧瓶容积等量)。

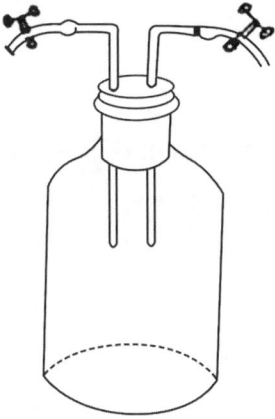

图 6-2　缺氧瓶

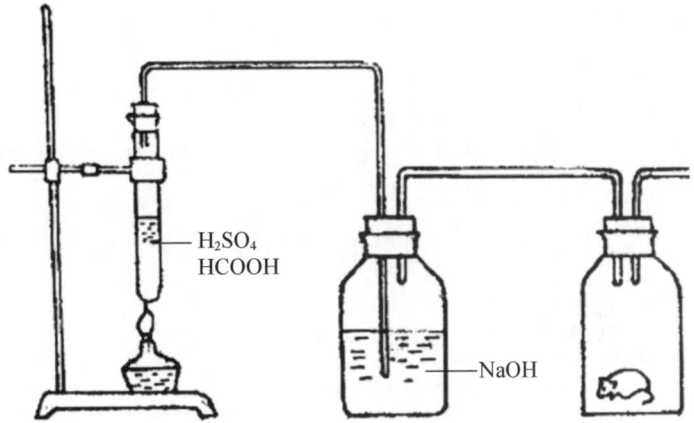

图 6-3　一氧化碳发生装置

（2）取 2 只体重相近的小鼠，同时分别放入缺氧瓶内。观察动物的一般情况、呼吸频率（次/10 秒）和深度、皮肤和口唇的颜色。

（3）塞紧瓶塞，记录时间，每 3 分钟重复观察上述指标一次。

（4）记录存活时间，待动物死亡立即打开瓶塞取出小鼠，断尾取 2 滴血滴入 5 ml 试管，用 2 ml 生理盐水稀释。解剖并观察内脏和血液的颜色。

2. 一氧化碳中毒性缺氧

（1）如图 6-3 装好一氧化碳发生装置。

（2）将一只小鼠放入广口瓶中，观察小鼠的正常表现，然后与一氧化碳发生装置连接。

（3）取 3 ml 甲酸，放入装置上的试管内，再加入 2 ml 浓硫酸，塞紧瓶口。（可用酒精灯加热，加速 CO 的产生，但不可以热至液体沸腾，因 CO 产生过多、过快会使动物迅速死亡，血液颜色改变不明显。）

（4）观察指标及方法同上。

3. 亚硝酸钠中毒性缺氧

（1）取 2 只体重相近的小鼠，观察其正常表现后，向小鼠腹腔内注入 0.3 ml 5％亚硝酸钠，其中一只立即再向腹腔内注入 0.3 ml 1％亚甲蓝，另一只再注入 0.3 ml 生理盐水。

（2）观察指标与方法同上，比较小鼠的表现及死亡时间有无差异。

4. 氰化物中毒性缺氧

（1）取 2 只体重相近的小鼠，观察其正常表现后，向小鼠腹腔内注射 0.1％氰化钾（0.15 ml/10 g）。

（2）观察指标及方法同上。

（3）立即向其中一只的腹腔内注入 10％硫代硫酸钠和 1％亚硝酸钠（均按 0.4 ml/10 g 计算），另一只注射等量的生理盐水。

（4）观察两只小鼠上述指标的变化及死亡时间。

5. 实验观察　上述缺氧模型做完后,将分别含有稀释后血液的试管放在一起比较血液的颜色的不同。

【注意事项】

(1)缺氧瓶一定要密闭,可用凡士林涂在瓶塞外。

(2)氰化钾有剧毒,勿沾染皮肤、黏膜,特别是有破损处。实验结束后将物品洗涤干净。

(3)小鼠腹腔注射时应稍靠左下腹,勿损伤肝,也应避免将药液注入肠腔或膀胱。

思考题

1. 本实验中见到的缺氧各属哪种类型? 其发生机制如何?

2. 各实验中小鼠血液及皮肤颜色如何变化? 为什么?

实验七　呼吸运动的影响因素及呼吸衰竭模型复制

【目的】

观察各种刺激对呼吸运动的影响;观察尼可刹米对抗吗啡抑制呼吸的作用;观察安定对抗尼可刹米引起惊厥的作用。

【原理】

呼吸是指机体与外界环境之间的气体交换过程。通过呼吸,机体从大气中摄取新陈代谢所需的 O_2,排出产生的 CO_2。呼吸过程的一个重要环节是实现外界空气与肺之间的气体交换,即肺通气。完成这样一个气体交换过程的原动力是呼吸肌的收缩、舒张带来的胸廓的扩大与缩小,即呼吸运动。当胸廓运动时,由于胸膜腔的结构特点及胸膜腔负压的存在,必然带动肺的扩大或缩小,进而使肺内压降低或升高,造成外界大气压与肺内压之间的差值,推动气体通过呼吸道进出肺。正常情况下,呼吸运动按照一定的节律及深度进行。当机体内、外环境条件变化时,由于体内调节机制的作用,呼吸运动会做出相应的改变以适应机体代谢的需要。此外,吗啡类药物是临床上常用的强力镇痛剂,但它对延髓呼吸中枢有很强的抑制作用。尼可刹米是呼吸中枢兴奋剂,可以对抗吗啡对呼吸中枢的抑制作用。

【对象】

家兔。

【药品和器材】

1. 一般器械　兔手术台、哺乳动物手术器械 1 套、注射器(2 ml、5 ml、10 ml、20 ml)、棉线等。

2. 仪器设备　MedLab 生物信号采集处理系统、压力换能器、张力换能器、保护电极、二氧化碳发生装置、橡皮管。

3. 药品　20%氨基甲酸乙酯、3%戊巴比妥钠溶液、生理盐水、5%哌替啶、12.5%尼可刹米注射液、3%乳酸溶液、油酸、支气管-肺泡灌洗液、20%葡萄糖。

【方法和步骤】

1. 动物的麻醉与手术

(1)家兔称重后,将20％氨基甲酸乙酯(3～5 ml/kg)由耳缘静脉缓慢注射。注射期间注意观察家兔肌张力、呼吸频率和角膜反射的变化,防止麻醉过深。麻醉后将家兔以仰卧位固定于兔手术台上。

(2)颈部和腹股沟部剪毛备皮。

(3)在颈部正中做皮肤切口,长约5 cm,分离皮下组织及肌肉暴露气管,在气管下方穿一条棉线。在气管软骨环之间做一个倒"T"字形切口,插入气管导管并用棉线结扎固定。

(4)将系有棉线的小夹夹在胸廓活动最强、最明显处的胸壁上,棉线的另一端垂直系于张力换能器感应片的小孔上,换能器与计算机通道插孔相连,记录呼吸运动。

(5)将气管导管一侧开口与压力换能器相连,压力换能器再与计算机相应的通道相连,记录进出气道的气量。

(6)局部麻醉,于腹股沟股动脉搏动处做一个切口,长约3 cm,然后用玻璃分针分离出股神经,穿线备用。

2. 呼吸运动的影响因素(可参考本章实验一)

(1)吸入CO_2对呼吸运动的影响。在二氧化碳发生装置器内先装入浓HCl,再装入$CaCO_3$,将发生器的出口与气管导管一侧管口相连,浓HCl与$CaCO_3$发生化学反应产生CO_2,观察呼吸运动和通气量的变化。

(2)缺O_2对呼吸运动的影响。将一侧气管套管夹闭,呼吸平稳后,另一侧套管通过一只钠石灰瓶与盛有空气的球胆相连,使家兔呼吸球胆内的空气。经过一段时间,球胆中的O_2明显减少,但CO_2并不增多(钠石灰将呼出的CO_2吸收),观察此时呼吸运动有何变化。待呼吸出现明显变化后,使家兔恢复正常呼吸。

(3)改变血液酸碱度对呼吸运动的影响。由耳缘静脉注入2 ml 3％乳酸,观察呼吸运动和通气量的变化。

(4)增大无效腔对呼吸运动的影响。将气管导管一侧开口与长约50 cm的橡皮管相连,观察呼吸运动和通气量的变化。

(5)肺内注气、抽气实验(肺牵张反射)。

1)用20 ml注射器抽取20 ml空气,将橡皮管连于一侧气管套管,待呼吸稳定后,在吸气末立即堵塞另一侧套管,并快速将20 ml空气注入肺内,使肺维持在扩张状态,观察在此过程中呼吸运动的变化,待呼吸恢复后松开被堵塞侧导管。

2)呼吸稳定后,在呼气末堵塞一侧气管套管口,用注射器快速从肺内抽取20 ml气体,使肺维持在萎陷状态,观察在此过程中呼吸运动的变化,待呼吸恢复后松开被堵塞侧导管。

(6)窒息实验。夹闭气管导管1/2～2/3的侧管,持续10～20秒,观察呼吸运动的变化。

(7)由耳缘静脉缓慢注射5％哌替啶(0.3 ml/kg),待呼吸出现变化时立刻快速静脉注射12.5％尼可刹米(0.4 ml/kg),观察呼吸运动的变化。

(8)刺激股神经。将分离好的股神经结扎并剪断其外周端,用不同的刺激强度连续脉冲刺激其中枢端,注意观察呼吸运动的变化。

(9)切断迷走神经。①先剪断一侧迷走神经,观察呼吸运动的变化。②以中等强度的刺激连续脉冲刺激一侧迷走神经中枢端,观察呼吸运动的变化。③再剪断另一侧迷走神经,观察呼吸运动的变化。④切断双侧迷走神经后再重复项目(5)的内容,观察呼吸运动的变化。

3. 呼吸衰竭模型的复制方法

(1)油酸致急性呼吸窘迫综合征(ARDS)。

1)由耳缘静脉注射油酸(0.3 ml/kg),30 分钟后追加 0.2 ml。观察呼吸运动及一般情况的变化,记录注射时间。30～60 分钟后,气管内涌出粉红色泡沫样气体,同时呼吸明显变浅,提示肺水肿已形成。

2)由耳缘静脉采血,测外周血白细胞数。

3)若有条件可采动脉血,测血气变化(PaO_2、$PaCO_2$ 和 pH)。

4)处死家兔,取气管、支气管和肺,两肺称重,测肺系数和肺比重。用支气管-肺泡灌洗液(BALF)进行白细胞计数和蛋白测定。

(2)高渗葡萄糖致呼吸衰竭。将兔头抬高 30 cm,描记一段正常曲线。然后向兔气管内注射 20% 葡萄糖(4 ml/kg),1 分钟注射完。

【注意事项】

(1)每做完一个项目,必须等家兔呼吸完全恢复正常后再进行下一个项目。

(2)增加吸入气体中的 CO_2 浓度时,应让 CO_2 气体缓缓进入,以免 CO_2 浓度增加过快造成呼吸运动的大幅度变化或呼吸停止。

(3)静脉注射乳酸时,要严格掌握剂量,并避免乳酸溢出血管刺激皮肤引起家兔挣扎。

(4)静脉注射哌替啶时要严格掌握剂量,注射速度要慢,待呼吸出现抑制效应时,立刻注射尼可刹米,以免家兔呼吸抑制过深而不可逆转。

> 思考题

1. 吸入 CO_2 或缺氧引起呼吸运动改变的机制是什么?

2. 油酸致呼吸衰竭的机制是什么?

3. 高渗葡萄糖致呼吸衰竭的机制是什么?

4. 迷走神经在节律性呼吸运动中起什么作用?

实验八　心血管活动的调节及药物的影响

【目的】

观察整体情况下某些神经因素和体液因素对心血管活动的调节。观察药物对心血管功能的影响。

【原理】

神经调节是靠支配心血管神经(心交感神经、心迷走神经)、心血管中枢和心血管反射(颈动脉窦和主动脉弓压力感受性反射)来进行的;体液调节是由肾上腺素、去甲肾上腺素、肾素-血管紧张素系统、血管升压素、血管活性物质等来完成的。

心交感神经释放的递质是去甲肾上腺素,它产生的效应是心搏加快、传导加速、心缩力加强等(正性作用);心迷走神经释放的递质是乙酰胆碱,它产生的效应是心搏变慢、传导变慢、心缩力减弱等(负性作用)。

颈动脉窦和主动脉弓的血管壁内有压力感受器,能感受动脉血压对血管壁的牵张刺激。它们所产生的感觉冲动,由窦神经及主动脉神经传入延髓,影响心血管中枢的紧张性,从而改变心血管的活动以调节血压水平。

血浆中的肾上腺素和去甲肾上腺素都是由肾上腺髓质分泌的激素,二者都可使动脉血压升高。肾上腺素可以使心肌收缩加强、心搏加快、心输出量增加,因而使动脉血压升高。去甲肾上腺素对心肌的作用比肾上腺素小得多,但它可以使外周血管强烈收缩,因而使外周阻力显著增加,由此导致动脉血压升高。

【对象】

家兔。

【药品和器材】

1. 药品 20%氨基甲酸乙酯溶液、生理盐水、蒸馏水、液体石蜡,1:10 000 去甲肾上腺素溶液、5:100 000 肾上腺素溶液、1:100 000 乙酰胆碱溶液。

2. 一般器械 兔手术台、哺乳动物手术器械 1 套、注射器(1 ml、2 ml、5 ml、10 ml)、多色丝线、纱布、听诊器、静脉输液装置等。

3. 仪器设备 MedLab 生物信号采集处理系统、压力换能器、三通管、双极保护电极、恒温水浴锅、中心静脉压测压计等。

【方法和步骤】

1. 家兔的麻醉与手术

(1)麻醉。家兔称重后,将 20%氨基甲酸乙酯(3~5 ml/kg)由耳缘静脉缓慢注射。注射期间注意观察家兔肌张力、呼吸频率和角膜反射的变化,防止麻醉过深。麻醉后将家兔以仰卧位固定于兔手术台上。

(2)手术。

1)分离颈部血管和神经。颈部剪毛,沿颈正中线自甲状软骨下切开皮肤 6 cm,分离皮下组织和浅层肌肉后,沿纵行的气管前肌和斜行的胸锁乳突肌间钝性分离,将胸锁乳突肌向外侧分开,即可见到深层位于气管旁的血管神经束。仔细辨认并小心地分离右侧的迷走神经和减压神经,下穿不同颜色的丝线。然后分离右侧颈总动脉,同样穿线备用。

2)血管插管。分离左颈总动脉和右颈外静脉。插入连接压力换能器的动脉导管(内有肝素)并固定好,用于记录血压。从右颈外静脉插入 5~6 cm 长的静脉导管,导管用三通管连接中心静脉压测压计和静脉输液装置。不测压时,将导管与静脉输液装置连通,缓慢输入生理盐水(5～10滴/分),保持导管通畅。

手术完成后,让动物安静5分钟,调整各记录装置,描记动脉血压,测量并记录其他各项指标对照值。用听诊器听心音和呼吸音。

2. 神经体液调节实验

(1)牵拉颈总动脉。手持右颈总动脉远心端的丝线,向心方向拉紧,然后有节奏地往返牵拉,持续5～10秒,观察血压等指标的变化。

(2)刺激减压神经。先用双极保护电极刺激完整的右减压神经,观察血压的变化(血压如没有变化,应检查刺激器是否有输出或所刺激的是否为减压神经)。然后,在神经游离段(1.5～2 cm)的中部做双重结扎,在两结扎线之间剪断减压神经,以同样的刺激参数分别刺激其中枢端和外周端,观察血压变化。

(3)刺激迷走神经。结扎并剪断右迷走神经,刺激其外周端,观察血压变化。

(4)静脉注射去甲肾上腺素。由耳缘静脉注射1:10 000去甲肾上腺素0.2～0.3 ml,观察血压等的变化。

(5)静脉注射肾上腺素。由耳缘静脉注射5:100 000肾上腺素0.2～0.4 ml,观察血压等的变化。

(6)静脉注射乙酰胆碱。由耳缘静脉注射1:100 000乙酰胆碱0.2～0.3 ml,观察血压等的变化。

【注意事项】

(1)进行神经体液调节实验时,在每项实验结束后,应等血压基本恢复并稳定后再进行下一项实验。

(2)每次注射药物后应立即注射约0.5 ml生理盐水,防止药液残留在针头内及局部静脉中,影响下一种药物的效应。

> **思考题**

1. 不同的神经因素和体液因素对血压的影响及机制是什么?
2. 肾上腺素与去甲肾上腺素对血压的影响存在哪些差异?为什么?

实验九　失血性休克及抢救

【目的】

学习动物失血性休克模型的复制方法,观察休克发生发展过程中动物的表现;观察失血性休克前后肠系膜微循环的变化情况;了解失血性休克的发病机制及各种挽救治疗的效果。

【原理】

导致休克的原因有多种,其始动环节都是血容量降低、急性心泵功能障碍和血管容量扩大。以血压为检测指标,通过人工放血建立家兔失血性休克模型。大量失血使血容量急剧减少,静脉回流不足,心输出量减少和血压下降,压力感受器的负反馈调节冲动减弱,引起交感-肾上腺髓质系统兴奋,外周血管收缩,组织灌流量减少。休克的临床表现是动脉血压、中心静脉压和心输出量明显下降,外周阻力升高,皮肤苍白,四肢冰冷,尿量减少,心率、呼吸增加等。

抢救休克的原则是去除病因、扩容、纠正酸中毒、合理使用血管活性物质、使用药物保护细胞及防治器官衰竭。据此,实验者可自行设计抢救方案。

【对象】

家兔。

【药品和器材】

MedLab 生物信号采集处理系统、兔手术台、哺乳动物手术器械 1 套、动脉夹、三通管、动脉压力换能器、静脉压力换能器、呼吸流量换能器、BI-2000 微循环图像分析系统、肠系膜恒温灌流盒、静脉输液装置、注射器、烧杯,导尿管及计滴器装置、体温表、结扎线、纱布、20%氨基甲酸乙酯溶液、生理盐水、肝素溶液、台氏液、中分子右旋糖苷、去甲肾上腺素、山莨菪碱、7.5%氯化钠溶液、5%葡萄糖生理盐水等。

【方法和步骤】

(1)取 1 只家兔,称重,由耳缘静脉缓慢注射 20%氨基甲酸乙酯(5 ml/kg)进行麻醉,之后将兔以仰卧位固定于兔手术台上。运行 MedLab 生物信号采集处理系统,从菜单"实验项目"栏内选择休克实验,调整各项参数备用。

(2)颈部剪毛,沿颈正中线自甲状软骨下切开皮肤 5~6 cm,钝性分离皮下组织,分离气管、右颈外静脉和左颈总动脉,分别在下面穿线备用。

1)插入气管导管并固定。导管的一侧连接呼吸流量换能器,记录呼吸。

2)插入颈外静脉导管并固定。导管通过三通管一侧连接静脉压力换能器以检测中心静脉压;另一侧连接静脉输液装置,慢速滴注生理盐水(5~10 滴/分),以保持导管的通畅及维持尿液的生成。

3)左颈总动脉插管并固定。导管通过三通管一侧连接动脉压力换能器,另一侧备用(注意三通管的开通状态)。

(3)插入导尿管,排空尿液,连接计滴器。通过颈外静脉缓慢滴入少量生理盐水,使家兔尿量维持在 6~8 滴/分。

(4)全身肝素化。从耳缘静脉注射肝素溶液,剂量为 5 ml/kg。

(5)家兔肠系膜微循环观察。在中上腹部沿腹白线做一个长 5~6 cm 的切口。打开腹腔后,从腹腔中轻轻地找出回盲部的一段小肠(此处肠系膜长、脂肪少,便于观察),平展并固定于肠系膜恒温灌流盒内,以台氏液恒温灌流;用微循环显微镜连接 BI-2000 微循环图像分析系统,观察家兔小肠系膜微循环的变化。首先确认粗细有别,血流方向相反的微动脉、微静脉和仅能让一个红细胞通过的毛细血管。微动脉内血流速度较快,静脉内血色较暗。然后,固定某一区域,连续观察毛细血管袢数目、血流速度、血流量及血管口径的改变。

(6)观察并记录正常血压、中心静脉压(先停止输液,连通静脉压力换能器并稳定后再记录)、皮肤黏膜颜色、呼吸、尿量、肛温等指标和微循环血流的变化。

(7)放血。动脉导管的三通管与 50 ml 注射器(若动物无全身肝素化,需要约 5 ml 肝素抗凝)相连,打开三通管,使血液从颈总动脉自然流入注射器,一直放血到动脉血压下降至 40 mmHg,不应低于 30 mmHg。如果血压回升,可再放一定量的血,使动脉血压维持在 40 mmHg 左右。

(8)维持血压 40 mmHg 20~40 分钟后,记录总放血量,观察并记录各项指标的改变[同步骤(6)]。

(9)实验性治疗分组。按下列治疗方案进行抢救。

1)失血量等量生理盐水+失血全血+去甲肾上腺素(0.75 mg/kg)。

2)失血量等量生理盐水+失血全血+山莨菪碱(1 mg/kg)。

3)两倍失血量生理盐水。

4)失血全血,可经颈总动脉逆向(向心方向)注入。

5)自行设计治疗方案,选择以下药品:5%葡萄糖生理盐水(输液的量应根据失血量自行确定);7.5%氯化钠溶液(输入的量一般为失血量的 1/3);山莨菪碱;中分子右旋糖苷(输入的量应根据失血量自行确定)。

(10)抢救治疗后,再复查家兔的一般情况,观察上述各项指标变化并记录。

(11)实验结束后,由耳缘静脉注射空气将家兔处死。

【注意事项】

(1)麻醉深度要合适,避免发生疼痛性休克。

(2)本实验手术多,应尽量减少手术性出血。

(3)插管前要先让导管内充满肝素生理盐水,排出气泡;静脉导管一经插入,应立刻缓慢滴注生理盐水,以防凝血。输液量不能过多,以免导致肺水肿等合并症。正确旋转三通管。

(4)先停止输液,再进行失血性实验;在整个失血性实验过程中不再输液,观察中心静脉压的变化。

思考题

1. 讨论实验动物失血性休克前、后各项指标变化的发生机制。

2. 在失血性休克中,血压的变化和微循环的变化是否一致?为什么?

3. 抗休克药的作用机制是否相同?本实验中哪一种治疗方案效果最佳?为什么?

实验十　感染性休克及治疗

【目的】

学习动物感染性休克模型的复制方法,观察感染性休克时机体主要脏器及微循环的变化;探索不同休克时期使用血管活性药配合扩容治疗的效果。

【原理】

严重感染,尤其是革兰阴性菌感染可引起感染性休克。细菌内毒素的主要成分是脂多糖,内毒素可介导复杂的神经体液反应,产生多种细胞因子与炎症介质,导致细胞功能紊乱,引发休克。休克的关键改变是微循环障碍,可见小血管的血流性状和血液性状发生改变。感染性休克对症抢救中,维持有效循环血量是关键,同时使用不同效应的血管活性药,如缩血管药和(或)扩血管药,均能对休克的不同状态产生一定的治疗效果。

【对象】

家兔。

【药品和器材】

哺乳动物手术器械1套、兔手术台、生物信号采集处理系统、压力换能器、微循环观察显微镜、恒温水浴槽、注射器、棉线、导尿管、体温计、三通管、中心静脉压测压计、静脉输液装置、粗制大肠埃希菌内毒素、20%氨基甲酸乙酯溶液、0.01%去甲肾上腺素溶液、山莨菪碱、肝素、生理盐水。

【方法和步骤】

1. 家兔的麻醉与手术

(1)家兔称重后,将20%氨基甲酸乙酯(3~5 ml/kg)由耳缘静脉缓慢注射。注射期间注意观察动物肌张力、呼吸频率和角膜反射的变化,防止麻醉过深。

(2)将兔以仰卧位固定于兔手术台,颈部和腹部剪毛备皮。

(3)在颈部正中做皮肤切口,长约5 cm,分离皮下组织及肌肉,暴露气管。分离气管、右颈外静脉和左颈总动脉。

(4)气管插管。在气管下穿一条棉线,在气管软骨环之间做一个倒"T"字形切口,插入气管导管并用棉线结扎固定。

(5)血管插管。左颈总动脉插入连接压力换能器的动脉导管(内含肝素)并固定好,用于记录血压。从右颈外静脉插入5~6 cm长的静脉导管,静脉导管通过三通管连接中心静脉压测压计和静脉输液装置。不测压时,将导管与输液装置连通,缓慢滴注生理盐水(5~10滴/分),保持导管通畅。

(6)膀胱插管。在下腹部正中做皮肤切口,暴露膀胱,于输尿管下方穿线结扎尿道口。提起膀胱进行膀胱插管,导出尿液,计量尿量。

(7)观察微循环。将上腹腔脏器推向右侧,于腹腔左上方找到一段游离度较大的小肠袢,拉出约10 cm,将肠系膜平铺于恒温水浴槽中,在微循环观察显微镜下,辨别动静脉、毛细血管网,观察流速、血管数目、毛细血管管径及血流状态。固定视野。

(8)肛门插入体温计测量体温。

2. 内毒素休克实验

(1)记录动物的心率、血压、中心静脉压、尿量、体温,同时记录微循环毛细血管的管径、血流状态等。

(2)将预实验摸索好的粗制大肠埃希菌内毒素在10分钟内经静脉缓慢注射入家兔体内。观察家兔上述指标的变化。

（3）明显休克后，分组进行抗休克治疗。

1）补液＋去甲肾上腺素。经静脉按 60 滴/分的速度快速输入生理盐水，同时给予 0.01％去甲肾上腺素（0.6 mg/kg），直至中心静脉压恢复正常。观察各指标的变化。

2）补液＋山莨菪碱。补液同上，同时给予山莨菪碱（3 mg/kg），直至中心静脉压恢复正常。观察各指标的变化。

【注意事项】

（1）麻醉深度要适中。若麻醉过浅，手术时动物疼痛挣扎可能引起神经源性休克；若过深，会抑制呼吸，影响缺氧观察。

（2）插管结束后可将家兔进行肝素化（1％肝素生理盐水，用量为 1 ml/kg）。

（3）肠系膜观察时，要保持肠系膜的湿润度和温度，如蠕动过快，可滴数滴 1％普鲁卡因局部麻醉。

（4）严格执行实验操作规范，注重实验者安全。

思考题

1. 如何判断感染性休克造模成功？
2. 哪些指标可以用于估计休克处于哪一时期？
3. 感染性休克使用哪类血管活性药抢救效果好？为什么？

【附】

感染性休克造模方法

1. **大肠埃希菌活菌注射复制**　将分离的大肠埃希菌接种于 50 ml 肉汤培养基中，于 37 ℃恒温箱中培养 24 小时，将 5 ml 培养基加入含有肉汤固体培养基的柯氏皿中，再培养 24 小时，培养基表面应长出厚菌苔。将 5 ml 生理盐水加入培养皿，反复摇晃，洗下细菌。收集的含菌盐水，摇匀后测定浊度并算出细菌浓度，调节菌液浓度使之达 10×10^{10}/ml，将约 1 ml 此菌液从静脉注入家兔血液中，30～60 分钟可引起家兔休克。

2. **内毒素注射复制**　内毒素可以直接从生物制品厂购得，也可自制粗制大肠埃希菌内毒素。上法培养获得的大肠埃希菌盐水，于高温灭菌后利用超声波粉碎（也可于－20 ℃低温冰箱中过夜冻融，要反复灭菌冻融 3 次），即可制成粗制内毒素混悬液。内毒素的生物效价差异极大，使用前应按自己的实验条件做预实验，摸索合适的剂量。内毒素的注射剂量一般为 300 μg/kg，引起休克的时间与注射活菌差不多。

3. **盲肠结扎穿孔复制**　盲肠结扎穿孔（cecal ligation puncture，CLP）也多用于脓毒血症、败血症、感染性休克模型复制。将家兔麻醉固定后，以清洁手术方式切开下腹部并找到盲肠，于下端丝线结扎，于结扎上端用三棱针穿刺盲肠（3～5 个孔）。回纳盲肠，缝合腹壁与皮肤。6～12 小时家兔可获感染性休克。本实验操作难度较高，感染性休克程度不易统一控制，多用于要求严格的实验。

实验十一 发热模型复制及药物的对抗作用

【目的】

熟悉家兔的体温测量方法及发热模型的复制方法；观察内毒素诱导家兔发热时体温的变化规律；观察影响体温的药物对体温的影响并分析其作用机制。

【原理】

恒温动物可通过下丘脑体温调节中枢调节产热和散热过程而维持体温的相对稳定。致热原可通过一定途径影响体温调定点，导致产热增加或散热减少，使体温上升。革兰阴性菌细胞壁的脂多糖（内毒素）为强外源性致热原，可激活中性粒细胞、单核细胞等。中性粒细胞和单核细胞可产生白细胞介素-1等内源性致热原，内源性致热原作用于体温调节中枢，引起发热。阿司匹林、糖皮质激素可通过不同方式降低体温，发挥解热作用。

【对象】

家兔，体重 2 kg 左右。

【药品和器材】

数字温度计、兔固定器、台秤、无菌注射器、0.5 μg/ml 纯制内毒素、10％阿司匹林、氢化可的松、氯丙嗪、生理盐水、液体石蜡。

【方法和步骤】

(1)家兔体温测量。固定家兔，不能让家兔剧烈挣扎，以免影响体温。将温度探头涂抹液体石蜡，轻插入肛门6～8 cm，并固定于尾部，待显示温度数值稳定后记录。测量完毕后轻拔出探头。

(2)重复测量体温3次，取体温波动小于0.3 ℃、平均体温低于39 ℃的家兔4只，编号作为实验对象。

(3)测定基础体温，按上法重复测定3次，取平均值为该家兔基础体温。

(4)第1～4号家兔由耳缘静脉给予0.5 μg/ml 纯制内毒素（2 ml/kg），注射后每隔10分钟测定体温一次。

(5)当家兔体温升高超过0.5 ℃后即可给予下列药物，并分别观察体温变化。

1)第1号家兔生理盐水（1 ml/kg，耳缘静脉注射）。

2)第2号家兔10％阿司匹林（1 ml/kg，腹腔注射）。

3)第3号家兔氢化可的松（2 mg/kg，耳缘静脉注射）。

4)第4号家兔氯丙嗪（20 mg/kg，耳缘静脉注射）。

给药后分别测定体温12次，记录体温变化数值，描记体温变化曲线。

【注意事项】

(1)使用内毒素时注意个人防护。

(2)测量体温时动作一定要轻柔，避免损伤肠道或者刺激家兔。

(3)实验室的室温宜保持基本稳定。

思考题

1. 分析阿司匹林与氢化可的松对体温影响的机制。它们会影响正常体温吗？

2. 分析氯丙嗪对体温产生影响的特点。本实验对象应用氯丙嗪后如何才能使体温降低？

实验十二　肝性脑病及治疗

【目的】

观察肝对氨的解毒作用；了解氨在肝性脑病发病机制中的作用；用谷氨酸钠和酸性溶液治疗并探讨其疗效的病理生理学基础。

【原理】

肝性脑病是继发于严重肝病的神经精神系统综合征，其发病机制目前一般认为主要是由氨中毒引起的。该学说认为，由于肝细胞严重受损或门-腔侧支循环形成，血氨出现清除障碍或生成增多，血氨升高，出现肝性脑病。肝性脑病的主要临床表现为由中枢神经系统功能障碍引起的神经精神症状，甚至昏迷。

【对象】

家兔。

【药品和器材】

1. 一般器械　哺乳动物手术器械 1 套、兔手术台、注射器（5 ml、20 ml、50 ml）、7 号针头、粗棉线绳等。

2. 药品　1％普鲁卡因、复方氯化铵溶液（氯化铵 25 g、碳酸氢钠 15 g、葡萄糖 50 g，加水至 1000 ml）、复方氯化钠溶液（氯化钠 25 g、碳酸氢钠 15 g、葡萄糖 50 g，加水至 1000 ml）、复方谷氨酸钠溶液（谷氨酸钠 25 g、碳酸氢钠 15 g、葡萄糖 50 g，加水至 1000 ml）、1％醋酸溶液。

【方法和步骤】

实验分为 4 组进行。

1. 第一组家兔　肝大部分切除后，向十二指肠肠腔注射复方氯化铵溶液。

（1）取 1 只家兔，称重后以仰卧位固定于兔手术台上，剪去腹部正中的被毛，在剑突下沿腹正中线注射 1％普鲁卡因，做长 5～7 cm 的切口，暴露肝，用左手向下轻压肝以暴露并剪断肝膈韧带，再将肝向上翻，暴露并用手剥离肝胃韧带。用粗棉线绳结扎肝左外叶、左中叶、右中叶（带胆囊叶）和方形叶的根部，阻断血流，剪去 4 叶肝（仅留下右外叶和尾状叶），完成肝大部分切除术。

（2）沿胃幽门找出十二指肠，其下穿一粗棉线绳，以皮钳对合夹住腹壁切口，关闭腹腔。

（3）观察家兔的一般情况、角膜反射及疼痛反应等。

(4)每隔 5 分钟松开皮钳,将穿有十二指肠的粗棉线绳提起,向十二指肠肠腔注射复方氯化铵溶液 5 ml,仔细观察动物情况,有无反应性增强,有无痉挛发作,直至动物出现角弓反张、角膜反射消失及昏迷为止,记录所用的复方氯化铵溶液总量,并计算每千克体重的用量。

2. 第二组家兔 手术方法同上,游离肝,但不结扎,做肝假手术后,用同样方法向十二指肠肠腔注射复方氯化铵溶液,直至与第一组家兔剂量相同,观察家兔的一般状况。

3. 第三组家兔 做肝大部结扎后(手术方法同前),用相同的方法向十二指肠肠腔注射复方氯化钠溶液,剂量同第一组家兔。

4. 第四组家兔 做肝大部结扎后(手术方法同前),用相同的方法向十二指肠肠腔注射复方氯化铵溶液,剂量同第一组家兔。由耳缘静脉缓慢注射复方谷氨酸钠溶液(3 ml/kg),并向十二指肠注入 1% 醋酸(5 ml/kg),观察并记录治疗后症状有无缓解。

【注意事项】

(1)兔肝质地脆弱,易破裂出血,故手术时应注意动作轻柔。

(2)剪镰状韧带时,谨防刺破横膈。结扎肝时结扎线应扎于肝叶根部,避免拦腰勒破肝。

(3)向十二指肠肠腔注射复方氯化铵溶液时,注意不要刺破肠腔使液体漏入腹腔。

(4)家兔不要做全身麻醉,以免影响观察。但未做全身麻醉的家兔有时会挣扎,要与氨中毒引起的强直性痉挛相鉴别。

思考题

1. 血氨增高导致肝性脑病的机制是什么?
2. 为什么要向十二指肠肠腔注射复方氯化铵溶液?
3. 混合液中碳酸氢钠和葡萄糖的作用是什么?
4. 抢救治疗的病理生理学基础是什么?

实验十三 哺乳动物离体心脏灌流

【目的】

学习 Langendorff 动物离体心脏灌流方法,掌握成功灌流的要点;了解 Langendorff 技术的适用范围。

【原理】

把保持恒定压力和温度的克氏液,经氧饱和后从离体心脏的主动脉根部逆向灌注入心脏,使主动脉瓣关闭,从而使灌流液经冠状动脉口进入冠状动脉,液体从静脉窦回流到右心房,再从腔静脉与肺静脉口流出。单位时间内的流出液量即为冠脉流量。在左心室内置入水囊可测定左室内压及其变化。

【对象】

大鼠(雄性)。

【药品和器材】

哺乳手术器械 1 套、生物信号采集处理系统、张力换能器、压力换能器、恒温泵、带有水囊或气囊的细导管、恒温水浴槽、能供给含有 95% O_2 和 5% CO_2 混合气体的充气装备、注射器、培养皿、量杯、丝线、Langendorff 离体心脏灌流装置、20% 氨基甲酸乙酯溶液、0.01% 肾上腺素溶液、肝素、克氏液。

【方法和步骤】

(1)连接 Langendorff 离体心脏灌流装置,备好气体(图 6-4)。

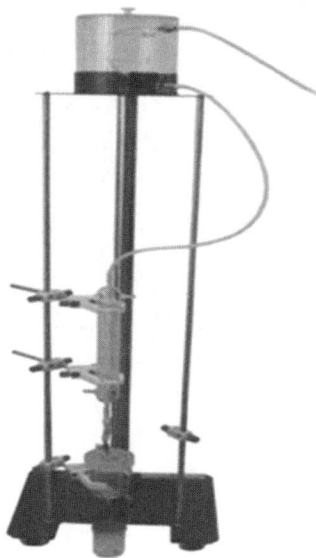

图 6-4　Langendorff 离体心脏灌流装置

(2)离体心脏。大鼠按 20% 氨基甲酸乙酯 3 ml/kg 的剂量腹腔注射麻醉,以仰卧位固定,正中切开胸部皮肤,打开胸腔,剪开心包,暴露心脏和大血管,于下腔静脉注射肝素(1000 U/kg,或者于麻醉时腹腔注射)。分离主动脉,于其上方 5 mm 左右做 1 个小切口,进行主动脉插管并用丝线固定,用恒流泵逆行灌流 15 分钟(灌流压 60 cmH₂O,流量 6～8 ml/min)以冲洗心脏内血液。仔细分离肺静脉与腔静脉,游离并取出心脏。

(3)通过左心房插入头端带有水囊或气囊的细导管至左心室,向囊内注入适量的水或者气体,然后通过压力换能器测定左室内压变化。于恒温水浴槽排液口下方放置一个量杯,记录一定时间内的流出量,换算可得出冠脉流量。

(4)稳定标本,调节灌流压力为 5.8 kPa,左室内压为 80 mmHg,同时调节水囊使左室舒张末期压力为 7 mmHg(4～10 mmHg)。

(5)观察生物活性物质对心脏工作的影响。

1)实验稳定后,记录心率、左室内压、左室舒张末期压力及左室收缩压的变化速度(dP/dt),并记录冠脉流量。

2)于主动脉插管上方的三通口处给予 0.01% 肾上腺素 0.5 ml,观察上述左室泵血功能指标及冠脉流量指标的变化。

【注意事项】

(1)克氏液不能有沉淀,通氧一般需 10 分钟以上。

(2)灌流液温度必须严格恒定,当输出口灌流液达 37 ℃后才能开始取心脏。

(3)主动脉插管宜迅速,避免出血过多致心脏缺血。主动脉插管时,不能过深,以免损伤主动脉瓣或者堵塞冠状动脉口,结扎时注意主动脉分支,避免漏液。

> 思考题

1. 左室内压、左室舒张末期压力及左室收缩压的变化速度(dP/dt)为什么能反映心脏泵血功能?

2. 肾上腺素与乙酰胆碱、垂体后叶素对心脏泵血及冠状动脉血流的影响为何不同?

【附】

Langendorff 离体心脏灌流技术

心脏具有自律性,脱离神经支配后,在模拟内环境状态(温度、pH、渗透压、离子浓度等)下,供给足够的氧与营养,便可在离体条件下维持良好的搏动。复制离体心脏体外搏动模型需要应用 Langendorff 离体心脏灌流技术。该技术实验条件易控制,且没有神经体液调节的影响,特别适用于研究某单一因素对心功能及代谢的影响。该技术适用于大鼠、家兔、猫、犬等动物。

完整的 Langendorff 离体心脏灌流装置(图 6-4)通常包括灌流器、药液泵、恒温泵、充气装备等主要设备。

实验十四　药物对心脏泵血功能的影响

方法一:药物对离体心脏泵血功能的影响

【目的】

学习心脏左心功能及冠脉流量的测定方法;观察某些活性物质对心脏活动及冠脉流量的影响。

【原理】

心脏的泵血功能,通常采用单位时间内心脏的射血量和心脏做功作为判断指标。左心室在整个心脏泵血过程中处于关键地位,故可通过测定左室内压、左室舒张末期压力及左室收缩压的变化速度(dP/dt)来反映心脏泵血功能。同时,可将上述指标作为观察对象,观察不同致病因素和药物对心脏功能的影响。

【对象】

大鼠(雄性)。

【药品和器材】

哺乳动物手术器械 1 套、生物信号采集处理系统、张力换能器、压力换能器、恒温水浴槽、能供给含有 95% O_2 和 5% CO_2 的混合气体的充气装备、注射器、量杯、培养皿、丝线、Langendorff 离体心脏灌流装置、20% 氨基甲酸乙酯溶液、0.01% 肾上腺素溶液、0.01% 乙酰胆碱溶液、垂体后叶素(10 U/ml)、肝素、克氏液。

【方法和步骤】

(1)连接 Langendorff 离体心脏灌流装置,备好气体。

(2)离体心脏。可参考本章实验十三。也可将麻醉并抗凝的大鼠开胸后,于主动脉根部上方 0.5～1 cm 处剪断血管,迅速取出心脏并置于 4 ℃的克氏液中,等心脏停搏后剪去心底部附着组织,剪破右心房。移入新的 4 ℃克氏液中做主动脉插管并固定。所有操作须在液面下进行,避免气泡进入冠状动脉。将完成主动脉插管的心脏迅速连接至 Langendorff 离体心脏灌流装置进行灌流,待心脏恢复搏动。

(3)通过左心房插入头端带有水囊或气囊的细导管至左心室,向囊内注入适量的水或者气体,然后通过压力换能器测定左室内压变化。于恒温水浴槽排液口下方放置一个量杯,记录一定时间内的流出量,换算可得出冠脉流量。

(4)稳定标本 20 分钟。

(5)观察生物活性物质对心脏工作的影响。

1)实验稳定后,记录心率、左室内压、左室舒张末期压力及左室收缩压的变化速度(dP/dt),并记录冠脉流量。

2)于主动脉插管上方的三通口处依次给予 0.01% 肾上腺素、0.01% 乙酰胆碱、垂体后叶素(10 U/ml),均为 0.5 ml,分别观察上述左室泵血功能指标及冠脉流量指标的变化。每次给药须待上次药物作用基本消失、心脏工作稳定后进行。

【注意事项】

(1)参考本章实验十三。

(2)离体主动脉插管越迅速,心脏恢复搏动越容易。

思考题

1. 左室内压、左室舒张末期压力及左室收缩压的变化速度(dP/dt)为什么能反映心脏泵血功能?

2. 肾上腺素与乙酰胆碱、垂体后叶素对心脏泵血及冠状动脉血流的影响为何不同?

方法二:药物对在体心脏泵血功能的影响

【目的】

学习家兔左心功能的测定方法;观察某些活性物质对心脏活动的影响。

【原理】

同方法一。

【对象】

家兔。

【药品和器材】

哺乳动物手术器械 1 套、兔手术台、兔呼吸机、压力感受器、生物信号采集处理系统、动脉夹、注射器、培养皿、丝线、20％氨基甲酸乙酯溶液、0.01％肾上腺素溶液、0.01％乙酰胆碱溶液、0.025％毒毛花苷 K 溶液、肝素生理盐水。

【方法和步骤】

1. 麻醉　家兔称重,由耳缘静脉注射 20％氨基甲酸乙酯(5 ml/kg)进行麻醉。之后将家兔以仰卧位固定于兔手术台上。

2. 颈部手术　分离气管、右颈总动脉、左颈外静脉(各 3～4 cm 长),于下方置丝线。

3. 气管插管　气管插管后与兔呼吸机相连,设定呼吸频率为 15～16 次/分、通气量为 25～30 ml/次。

4. 静脉插管　用动脉夹夹住颈外静脉近心端(或用丝线轻提勒住回心血流),挤压远心端静脉使之充盈,结扎远心端,于结扎后下方 0.2～0.3 cm 处剪一个斜口,插入充满肝素生理盐水的静脉导管作为给药通道。

5. 左心室内插管　将心导管与压力感受器相连,预充肝素生理盐水,结扎远心端颈总动脉,夹闭近心端,于结扎后下方 0.2～0.3 cm 处剪一个斜口插入心导管,用手指轻捏住颈总动脉,慢慢松开动脉夹,观察生物信号采集处理系统显示的压力变化。将心导管轻推向心脏方向,当血压突然下降于基线附近,并出现上升支锐陡、波峰平缓的压力波形时,表明心导管已经进入左心室。此时会感觉到导管随心脏搏动而抖动,固定好导管。

6. 观察

(1)观察正常状态下心脏的各项血流动力学参数:心率、左室内压、左室舒张末期压力、dP/dt。

(2)观察生物活性物质对心脏工作的影响:由静脉导管依次给予 0.01％肾上腺素(0.1 ml/kg)、0.01％乙酰胆碱(0.2 ml/kg)、0.025％毒毛花苷 K(0.25 mg/kg),分别观察左室泵血功能指标的变化。每次给药须待上次药物作用基本消失、心脏工作稳定后进行。

【注意事项】

心导管插管时动作要轻柔,避免穿破心室壁。心导管和压力换能器内不能有气泡,否则会使压力变化失真。

思考题

肾上腺素与乙酰胆碱、毒毛花苷 K 对正常心脏泵血的影响为何不同?

实验十五　急性心功能不全及抢救

方法一：急性右心衰竭及抢救

【目的】

学习家兔右心衰竭模型的复制方法；观察右心衰竭时血流动力学的变化；观察强心苷、呋塞米等对右心衰竭的实验性治疗。

【原理】

心脏负荷过度是引起心力衰竭的常见原因。肺动脉高压、肺动脉狭窄等可引起右心室压力负荷过度；三尖瓣或肺动脉关闭不全可引起右心室容量负荷过度。右心衰竭时右心室不能将体循环回流的血液充分排至肺循环，导致体循环淤血，静脉压上升而产生下肢甚至全身性水肿。强心苷可抑制 Na^+-K^+-ATP 酶活性，使 Ca^{2+} 内流增加而增强心肌收缩力；呋塞米可扩张静脉血管和高效利尿而降低负荷，常用于治疗右心衰竭。

【对象】

家兔。

【药品和器材】

哺乳动物手术器械 1 套、兔手术台、生物信号采集处理系统、压力换能器、2 ml 注射器、三通管、中心静脉压测压计、静脉输液装置、丝线、20％氨基甲酸乙酯、0.2％肝素生理盐水、生理盐水、蒸馏水、液体石蜡、0.025％毒毛花苷 K、1％呋塞米、山莨菪碱注射液。

【方法和步骤】

1. **麻醉**　家兔称重后，将 20％氨基甲酸乙酯（3～5 ml/kg）由耳缘静脉缓慢注射。注射期间注意观察家兔肌张力、呼吸频率和角膜反射的变化，防止麻醉过深。麻醉后将家兔以仰卧位固定于兔手术台上。

2. **手术**

（1）分离颈部血管和神经。颈部剪毛，沿颈正中线自甲状软骨下切开皮肤 6 cm，分离皮下组织和浅层肌肉后，沿纵行的气管前肌和斜行的胸锁乳突肌间钝性分离，将胸锁乳突肌向外侧分开，即可见到深层位于气管旁的血管神经束，仔细辨认并小心地分离右侧的迷走神经和减压神经，下方穿不同颜色的丝线。然后分离右侧颈总动脉，同样穿线备用。

（2）血管插管。分离左颈总动脉和右颈外静脉。插入连接压力换能器的动脉导管（内含 0.2％肝素生理盐水）并固定好，用于记录血压。从右颈外静脉插入 5～6 cm 长的静脉导管，导管用三通管连接中心静脉压测压计和静脉输液装置。不测压时，将导管与输液装置连通，缓慢输入生理盐水（5～10 滴/分），保持导管通畅。

手术完成后，让动物安静 5 分钟，调整各记录装置，描记动脉血压、中心静脉压、心率、呼吸（频率和幅度）、胸背部呼吸音，并做肝静脉压反流实验（轻轻按压肝部 3 秒，记录中心静脉压上升数值）。以上指标用作心力衰竭实验的对照。

3. **静脉注射液体石蜡（增加压力负荷）**　用 2 ml 注射器抽取经水浴加温至 38 ℃的液

体石蜡(0.5 ml/kg),加入等量的生理盐水,振荡乳化,以 0.1 ml/min 的速度通过耳缘静脉缓慢注入并密切观察。当血压明显下降或中心静脉压明显上升时,即停止注射,观察 5 分钟。如血压和中心静脉压恢复到原对照水平,可再次缓慢注射少量液体石蜡,直至血压轻度下降(降低 1.33～2.66 kPa,为 10～20 mmHg)或中心静脉压明显升高为止(一般液体石蜡的用量不超过 0.5 ml/kg),然后记录各项指标。

4. 快速输液(增加容量负荷) 注射液体石蜡后观察 5 分钟,然后以 180～200 滴/分的速度快速静脉输入 37 ℃生理盐水。输液过程中观察各项指标的变化。输液量每增加 25 ml/kg,即记录各项指标 1 次,待血压出现明显的进行性下降或中心静脉压出现明显的升高时即可进行以下分组处理。

5. 分组处理 不抢救处理,输液直至动物死亡;0.025%毒毛花苷 K(0.25 mg/kg)抢救,1%呋塞米(0.4 ml/kg)、山莨菪碱(0.8 ml/kg)治疗。分别观察上述指标。

6. 观察 非治疗组动物死亡或抢救组完成实验后,挤压动物胸壁,观察气管内有无分泌物溢出,并注意其性状。剖开胸、腹腔(注意不要损伤脏器和大血管),观察有无胸腔积液、腹腔积液,如有,记录量;观察心脏各腔体积;观察肺的外观和切面观;观察肠系膜血管充盈情况,肠壁有无水肿;观察肝的体积和外观情况。最后,剪破腔静脉,让血流出,观察此时肝和心腔体积的变化。

【注意事项】

(1)栓塞剂的注入量是急性心力衰竭模型复制是否成功的关键。注入量过少往往需补充输入大量液体,而注入量过多又会导致动物立即死亡。因此,一定要缓慢注入,并在注入过程中仔细观察血压、中心静脉压的变化。

(2)液体石蜡加温是为了降低其黏滞性,使其注入血液后能形成细小的栓子。

思考题

1. 复制家兔急性右心衰竭模型的病理生理学基础是什么?
2. 所选治疗方案的病理生理学基础是什么?

方法二:急性心功能不全及药物治疗

【目的】

学习家兔急性心功能不全模型的复制方法;观察急性心功能不全时血流动力学的变化;观察强心苷类药物对心功能不全的治疗效果。

【原理】

心脏的泵血功能,通常采用单位时间内心脏的射血量和心脏做功作为判断指标。中枢抑制药戊巴妥钠可抑制心血管运动中枢,严重抑制心肌功能,使心肌收缩力降低 40% 以上,左室内压最大上升速度降低,心输出量下降,中心静脉压升高,从而引起急性心功能不全。强心苷可抑制 Na^+-K^+-ATP 酶活性,使 Ca^{2+} 内流增加而增强心肌收缩力。毒毛花苷 K 为水溶性强心苷类,起效迅速,常用于急救。

【对象】

家兔。

【药品和器材】

哺乳动物手术器械1套、兔手术台、兔呼吸机、动脉夹、压力感受器、生物信号采集处理系统、注射器、丝线、20%氨基甲酸乙酯、3%戊巴比妥钠、0.2%肝素生理盐水、生理盐水、0.025%毒毛花苷K。

【方法和步骤】

1. 麻醉　家兔称重后,由耳缘静脉注射20%氨基甲酸乙酯(5 ml/kg)进行麻醉,之后将兔以仰卧位固定于兔手术台上。

2. 颈部手术　分离气管、左颈总动脉、右侧颈外静脉(各3~4 cm长),于下方置丝线。

3. 气管插管　气管插管后与兔呼吸机相连,设定呼吸频率为30~40次/分、通气量为10~15 ml/次。

4. 静脉插管　用动脉夹夹住颈外静脉近心端(或用丝线轻提勒住回心血流),挤压远心端静脉使之充盈,结扎远心端,于结扎后下方0.2~0.3 cm处剪一个斜口,插入充满0.2%肝素生理盐水的静脉导管作为给药通道。

5. 左心室内插管　将心导管与压力感受器相连,预充肝素生理盐水,结扎远心端颈总动脉,夹闭近心端,于结扎后下方0.2~0.3 cm处剪一个斜口插入心导管,用手指轻捏住颈总动脉,慢慢松开动脉夹,观察生物信号采集处理系统显示的压力变化。将心导管轻推向心脏方向,当血压突然下降于基线附近,并出现上升支锐陡、波峰平缓的压力波形时,表明心导管已经进入左心室。此时会感觉到导管随心脏搏动而抖动,固定好导管。

6. 观察　观察正常状态下心脏的各项血流动力学参数:心率、左室内压、左室舒张末期压力、dP/dt。

7. 建立急性心功能不全模型　由静脉缓慢注入3%戊巴比妥钠0.5 ml/min,使dP/dt逐渐下降,当dP/dt下降至基础水平的30%~40%,且5分钟内无上升倾向时,视为急性心功能不全模型形成。然后继续匀速滴注戊巴比妥钠[0.25 mg/(kg·s)],以维持稳定的心力衰竭状态。

8. 心功能不全的治疗　由静脉缓慢注入0.025%毒毛花苷K(0.25 mg/kg),连续观察上述指标,记录治疗后5分钟、15分钟、30分钟的变化。

【注意事项】

(1)戊巴比妥钠注射须缓慢,使心肌收缩力逐渐下降,同时密切观察呼吸。若心肌收缩力下降过快,易致家兔死亡。

(2)若心力衰竭程度不够严重,停用戊巴比妥钠后心肌收缩力可自行恢复,故要适量匀速给药维持效果。

(3)心导管插管时动作要轻柔,避免穿破心室壁。心导管和压力换能器内不能有气泡,否则会使压力变化失真。

思考题

1. 正性肌力药有哪些？强心苷类在这些药物中的临床评价如何？
2. 其他治疗心功能不全的药物在本实验中的治疗效果如何？为什么？

实验十六　急性心肌梗死及药物防治

【目的】

学习家兔急性心肌梗死模型的复制方法；观察心肌梗死前后及再通后有关心功能指标的变化；观察药物对急性心肌梗死的实验性防治作用。

【原理】

对麻醉动物行左冠状动脉前降支结扎术，引起左冠状动脉前降支灌注的左侧心室肌发生缺血而模拟急性心肌梗死。一段时间后松开结扎处，血流再灌注后，由于代谢障碍、氧自由基及钙超载等导致再灌注损伤。这些都可能引起心室肌收缩、舒张功能异常。改善代谢及使用钙拮抗药等可保护缺血心肌，减轻再灌注损伤。

【对象】

家兔。

【药品和器材】

哺乳动物手术器械 1 套、兔手术台、动脉夹、压力感受器、硅胶管、生物信号采集处理系统、心电测量导联线、注射器、丝线、20％氨基甲酸乙酯溶液、0.2％肝素生理盐水、生理盐水、蒸馏水、维拉帕米注射液、葛根素注射液、兔呼吸机。

【方法和步骤】

1. **麻醉**　家兔称重后，由耳缘静脉注射 20％氨基甲酸乙酯（5 ml/kg）进行麻醉，之后将兔以仰卧位固定于兔手术台上。

2. **颈部手术**　分离气管、左颈总动脉、右颈外静脉（各 3～4 cm 长），于下方置丝线。

3. **气管插管**　气管插管后与兔呼吸机相连，设定呼吸频率为 30～40 次/分、通气量为 10～15 ml/次。

4. **静脉插管**　用动脉夹夹住颈外静脉近心端（或用丝线轻提勒住回心血流），挤压远心端静脉使之充盈，结扎远心端，于结扎后下方 0.2～0.3 cm 处剪一个斜口，插入充满 0.2％肝素生理盐水的静脉导管作为给药通道。

5. **左心室内插管**　量出左颈总动脉到心脏的距离，用心导管做一个标记。将心导管与压力感受器相连，预充 0.2％肝素生理盐水，结扎远心端颈总动脉，夹闭近心端，于结扎后下方 0.2～0.3 cm 处剪一个斜口插入心导管，用手指轻捏住颈总动脉，慢慢松开动脉夹，观察生物信号采集处理系统显示的压力变化，将心导管轻推向心脏方向，当血压突然下降于基线附近，并出现上升支锐陡、波峰平缓的压力波形时，表明导管已经进入左心室。此时会感觉到导管随心脏搏动而抖动，固定好导管。观察正常状态下心脏的各项血流动力学参数：心率、左室内压、左室舒张末期压力、dP/dt。

6. 心电图描记 将心电测量导联线接入生物信号采集处理系统的第二通道,并将针形电极分别插入家兔四肢皮下(右上肢粉色、左下肢黄色、右下肢黑色),连续监测肢体Ⅱ导联。记录心率及ST段与T波。心肌缺血后ST段会明显抬升,T波可能倒置,再通后抬高的ST段会下降1/2以上。

7. 冠状动脉结扎 将实验动物分成3组:对照组、维拉帕米组、葛根素组。

(1)对照组。去除左胸被毛,于胸骨左缘切开皮肤,找到左侧第2~5肋,于每根肋骨下穿双线,靠胸骨结扎,剪开肋骨,将丝线均匀拉向两侧,打开胸腔,钝性分离肌肉。剪开心包暴露心脏,找到左冠状动脉主干,做标记,在左心耳下方2 mm处用5-0号无创伤缝合针穿过左冠状动脉前降支下方的心肌表层,在肺动脉圆锥旁出针,等心电图稳定10分钟后,抽紧丝线,于丝线与冠状动脉间放一根2~3 mm粗的硅胶管,以硅胶管压紧左冠脉前降支造成左室缺血,结扎10分钟后,剪开丝线,恢复血流再通,并观察心电图及左室功能的变化(观察时间为30分钟)。

(2)处理组。实验手术操作及观察指标均同对照组,但于穿线后分别静脉给维拉帕米注射液0.2 mg/kg、葛根素注射液30 mg/kg,给药10分钟后再结扎丝线。后续操作同对照组。

【注意事项】

(1)动物麻醉过深易在手术中因呼吸抑制而死亡。

(2)冠状动脉结扎部位要准确,各组间缺血时间及面积要均衡。

思考题

1. 心肌缺血-再灌注损伤的机制什么?

2. 综合评价维拉帕米与葛根素在本实验中的防治意义?

实验十七　实验性肠缺血-再灌注损伤

【目的】

通过关闭与开放家兔肠系膜上动脉的方法而建立肠缺血-再灌注损伤模型。测定血清脂质过氧化物的代谢产物丙二醛(MDA)的含量和自由基清除系统中的过氧化氢酶(CAT)的活力。

【原理】

缺血-再灌注损伤可发生于多种组织器官。本实验在夹闭肠系膜上动脉引起肠缺血的基础上,恢复血流形成再灌注,复制家兔肠缺血-再灌注损伤模型。自由基损伤是缺血-再灌注损伤的主要发病机制之一,自由基引起脂质过氧化的过程中会产生丙二醛,测定血丙二醛含量能间接反映自由基引起脂质过氧化的程度。

【对象】

家兔。

【药品和器材】

温盐水、20％氨基甲酸乙酯溶液、1％普鲁卡因溶液、0.2％肝素生理盐水、甲醇、0.9％氯化钠溶液、双蒸水、丙二醛测定试剂（甲液、乙液、标准品）、底物溶液（过氧化氢酶测定试剂）、兔手术台、哺乳动物手术器械1套、动脉夹、三通管、恒温水浴箱、离心机、混匀器、分光光度计、比色杯、10 ml刻度离心管、试管、吸管、滴管、微量移液器（20 μl、100 μl）、秒表、纱布、棉花、擦镜纸。

【方法和步骤】

（1）取1只家兔，称重，由耳缘静脉缓慢注射20％氨基甲酸乙酯（5 ml/kg）进行麻醉，之后将兔以仰卧位固定，颈部剪毛。

（2）行气管插管和动脉插管术。

（3）自剑突下1.5 cm向下沿腹白线做长约5 cm的切口，打开腹腔，用浸有温盐水的纱布将内脏轻轻推向左前方，暴露脊柱及腹膜后组织。在脊柱稍右侧可见黄色右肾上腺，在肾上腺右上方可见肠系膜上动脉，用血管钳剥离周围组织，并穿线备用。由耳缘静脉注入0.2％肝素生理盐水（5 ml/kg）。

（4）自颈总动脉取2 ml血。

（5）轻轻提取肠系膜上动脉，用动脉夹夹闭，关闭腹腔，记录时间。

（6）分别于夹闭肠系膜上动脉30分钟和60分钟时各取2 ml血。

（7）夹闭60分钟后松夹恢复血流，再于松夹30分钟和60分钟时各取2 ml血。

（8）实验结束后，将家兔处死。

（9）各血液样本分别取0.1 ml加双蒸水至10 ml，混匀成1:100血溶液，其余血液样本以3000 r/min离心10分钟，取血浆。

（10）观察指标测定。

1）过氧化氢酶测定。取1:100血溶液20 μl，加入比色杯底部。将已预温至25 ℃的底物溶液3 ml加入比色杯中，并用滴管快速吹打混匀1～2次。立即以240 nm波长测定吸光值，记录OD_1的值；1分钟后立即再测一次吸光值，记录OD_2。

过氧化酶活力（U/gHb）＝$\lg(OD_1/OD_2) \times (2.303/60) \times 15\,000 \div 0.15$

其中，2.303为自然对数换算成常用对数lg的换算系数；60为60秒；15 000为血红蛋白（Hb）稀释倍数；0.15为每毫升血红蛋白克数。单位：每克血红蛋白中过氧化氢酶每秒钟分解底物过氧化氢的相对量为一个过氧化氢酶活力单位。

2）丙二醛测定。按表6-1加样并操作。

表6-1 丙二醛测定

	标准管/ml	标准空白管/ml	测定管/ml	测定空白管/ml
标准品	0.1			
测试样本			0.1	0.1
甲醇		0.1		
甲液	4.1	4.1	4.1	
乙液				4.1

混匀器充分混匀,置于沸水浴中 40 分钟,4000 r/min 离心 10 分钟,吸取上清液。以蒸馏水调零,532 nm 波长比色。

$$样本中丙二醛含量(nmol/ml) = \frac{测定管吸光值 - 测定空白管吸光值}{标准管吸光值 - 标准空白管吸光值} \times 10 \; nmol/ml$$

【注意事项】

(1)操作时动作要轻柔,采血时不要将动脉夹移开。

(2)每次加样前比色杯要用双蒸水冲洗 2～3 次,透光面要用擦镜纸擦干净。

(3)比色与计时要同步进行,最好两人合作。

(4)1:100 血溶液放置室温下不可超过 2 小时。

(5)标准管、标准空白管及测定空白管每批只需做 1～2 只。

(6)测定丙二醛时,如比色时液体混浊,可置于 37 ℃片刻,待变清后再比色。溶血样本不宜做此实验。

> **思考题**

1. 如何评价自由基在缺血-再灌注损伤中的作用?

2. 丙二醛和过氧化氢酶测定的原理和意义是什么?

3. 肠缺血-再灌注时会发生血压下降所致的休克,其可能的机制是什么?

实验十八　急性缺血性肾衰竭

【目的】

了解肾在急性缺血时泌尿功能改变的特征;了解功能性肾衰竭与器质性肾衰竭的区别。

【原理】

肾是一个多功能器官,主要功能之一是泌尿。肾通过调节肾血流量、肾小球滤过率、肾小管排泄与重吸收,以及排泄体内代谢物质,维持着机体内环境的稳定。动脉血压与血容量的变化、肾自身调节以及一些神经体液因素,可影响尿液生成。当肾血流量、肾小球滤过率或肾小管重吸收功能异常时,肾的泌尿功能会受到影响,从而导致肾功能不全。

【对象】

家兔(雄性)。

【药品和器材】

1. **药品**　生理盐水、20%氨基甲酸乙酯、肝素。

2. **一般器械**　兔手术台、哺乳动物手术器械、动脉夹、注射器(1 ml、2 ml、5 ml、10 ml)、多色丝线、纱布、导尿管、液体石蜡、听诊器、静脉输液装置等。

3. **仪器设备**　MedLab 生物信号采集处理系统、压力换能器、三通管。

【方法和步骤】

1. 动物的麻醉与手术

(1)家兔称重。

(2)自耳缘静脉注入20％氨基甲酸乙酯(5 ml/kg),待家兔麻醉后以仰卧位固定于兔手术台上。

(3)剪去颈部和腹股沟部的被毛。

(4)在颈部正中做一个切口,分离皮下组织,暴露气管并进行气管插管,分离左颈总动脉、颈外静脉并分别穿线备用。

(5)分别进行颈外静脉插管(输液用)和颈动脉插管(测血压)。

(6)将导尿管(头部涂抹液体石蜡,管内充满生理盐水)插入尿道中。

(7)手术完成后,让家兔安静5分钟,调整各记录装置,描记动脉血压和尿量作为正常对照,分别采血、尿标本以测定正常血肌酐、血尿素氮及尿肌酐含量,然后进行下列实验项目。

2. 急性缺血性肾衰竭

(1)打开腹腔,轻轻将腹腔内容物推向右侧,暴露左肾和左肾蒂等组织,分离左肾动脉约1 cm长,按同样方法分离右肾动脉。在左、右肾动脉上同时安置一个动脉夹,阻断肾的血液供应60分钟。

(2)腹腔内放置林格液(10 ml/kg),关闭腹腔。

(3)上述手术结束后,立即由耳缘静脉注射肝素(400 U/kg)。

(4)30分钟后,将左、右肾动脉夹取出,观察,确认肾血流恢复后,关闭腹腔。

(5)继续观察60分钟,每30分钟取血、尿样本进行检测,做好各观察指标的记录。

(6)取得最后一次指标后,向家兔颈静脉注射空气将其处死,结束实验。

【注意事项】

(1)选择体重在2.0 kg左右的家兔,实验前多喂菜叶,或者用导尿管向胃内灌入40～50 ml清水,以增加基础尿量。

(2)插导尿管时一定要小心,反复多次插管会造成尿道充血、水肿而影响指标测定。

思考题

1. 夹闭双侧肾动脉引起肾衰竭的机制是什么?

2. 为什么要检测血肌酐和尿肌酐?

实验十九　有机磷酸酯类中毒及解救

【目的】

观察敌百虫的中毒表现;观察阿托品和碘解磷定的解毒作用及特点。

【原理】

有机磷酸酯类为持久性抗胆碱酯酶药,可与胆碱酯酶(AChE)形成磷酰化胆碱酯酶而使 AChE 失去活性,导致乙酰胆碱(ACh)不被分解而大量蓄积,使胆碱能神经过度兴奋,产生 M 样、N 样和中枢神经症状。阿托品为 M 受体阻断药,可迅速解除 M 样症状及部分中枢神经症状,但不能使 AChE 复活,对 N 样症状无效。碘解磷定为 AChE 复活药,能使失活的 AChE 复活,并可直接与游离的有机磷结合成无毒物质经尿液排出,从而发挥解毒作用。

【对象】

家兔。

【药品和器材】

5%敌百虫溶液、2.5%碘解磷定注射液、0.1%阿托品注射液、75%酒精溶液、5 ml 注射器、10 ml 注射器、磅秤、瞳孔尺、兔固定器。

【方法和步骤】

(1)取 2 只家兔,称重标记。观察正常活动、呼吸频率与幅度、瞳孔大小、唾液分泌量、大小便、肌肉紧张度及肌震颤等情况。

(2)由耳缘静脉注射 5%敌百虫(2 ml/kg),密切观察并记录上述各项指标的变化情况。

(3)待出现明显中毒症状后,1 号兔由耳缘静脉注射 0.1%阿托品注射液(1 ml/kg),2 号兔由耳缘静脉注射 2.5% 碘解磷定注射液(2 ml/kg)。继续观察上述症状有何变化,并对两只家兔的症状进行比较。

(4)5~10 分钟后,1 号兔静脉注射 2.5% 碘解磷定(2 ml/kg),2 号兔静脉注射 0.1%阿托品注射液(1 ml/kg)。继续观察中毒症状是否完全消失。

【注意事项】

(1)敌百虫溶液有较强的刺激性,注射给药时要注意家兔可能剧烈挣扎。若致毒 20 分钟后家兔无明显中毒症状,可再注射 5%敌百虫溶液(0.5 ml/kg)。

(2)实验结束后应继续观察家兔,根据情况做进一步的治疗,避免家兔死亡。

思考题

1. 有机磷酸酯类中毒的机制与临床表现是什么?

2. 阿托品与碘解磷定救治有机磷中毒的作用机制及其各自的特点是什么?

3. 阿托品与碘解磷定联合救治有机磷中毒的优点及注意事项是什么?

实验二十 药物急性中毒及解救

一、硫酸镁过量中毒的解救

【目的】

观察硫酸镁过量的中毒表现及钙剂的解救作用。

【原理】

静脉注射较大剂量的硫酸镁时，Mg^{2+}可与Ca^{2+}竞争，使进入运动神经末梢的Ca^{2+}减少，乙酰胆碱（ACh）的释放减少，外周神经肌肉的传导受到抑制，从而使骨骼肌松弛、肌肉瘫痪、呼吸抑制。硫酸镁过量时可用钙剂解救，促进 ACh 的释放，从而恢复肌肉收缩作用。

【对象】

家兔。

【药品和器材】

12.5％硫酸镁注射液、5％氯化钙注射液、台秤、注射器（5 ml、10 ml）。

【方法和步骤】

(1)家兔称重，观察正常活动、姿势、肌张力及呼吸频率。

(2)由耳缘静脉缓慢注射 12.5％硫酸镁（2 ml/kg），观察上述指标的变化。

(3)当家兔出现明显反应时，立即静脉注射 5％氯化钙（2～4 ml/kg），直至家兔起立为止。

【注意事项】

必须保证给药通道通畅；硫酸镁静脉注射要慢；注射硫酸镁时应先抽好氯化钙备用；严重呼吸抑制时可行人工呼吸。

思考题

分析硫酸镁应用的危险性及静注给药时备用钙剂的意义。

二、胰岛素的低血糖反应及解救

【目的】

观察家兔胰岛素过量导致的低血糖反应及葡萄糖的解救作用。

【原理】

胰岛素为降血糖药，通过增加血中葡萄糖的去路、减少葡萄糖的来路而使血糖水平下降，在临床应用中常见的不良反应为低血糖，可因药量过大、患者节食或运动过度等引起。低血糖严重者可致昏迷，此时可用高渗葡萄糖来抢救。

【对象】

家兔。

【药品和器材】

胰岛素注射液（40 U/ml）、25％葡萄糖注射液、注射器（1 ml、10 ml）、台秤。

【方法和步骤】

(1)取 1 只家兔，禁食不禁水 24 小时。称重后观察正常活动情况，然后由耳缘静脉注射胰岛素（40 U/kg），置于室温下继续观察家兔行为活动的变化。

(2)当家兔出现明显动作行为异常时（常为站立不稳、倒下或惊厥，约 1 小时后），立即由耳缘静脉注射 25%葡萄糖(4 ml/kg),继续观察家兔的动作行为变化。

【注意事项】

实验室温度宜控制在 20 ℃左右,家兔必须禁食 24 小时以上。

思考题

1. 描述胰岛素过量的临床表现及防治方法。

2. 分析胰岛素给药的时间与血糖降低的关系。

三、吗啡急性中毒及解救

【目的】

观察吗啡过量所致的呼吸抑制;观察纳洛酮对吗啡的拮抗作用。

【原理】

吗啡为阿片受体激动药,对呼吸中枢有抑制作用,可使呼吸频率下降、呼吸幅度减小、肺通气量下降。吗啡急性中毒致死的主要原因就是呼吸抑制。纳洛酮为阿片受体阻断药,可特异性地拮抗吗啡的作用,从而迅速缓解吗啡过量引起的中毒症状。

【对象】

家兔。

【药品和器材】

20%氨基甲酸乙酯溶液、1%盐酸吗啡注射液、0.02%纳洛酮注射液、台秤、兔手术台、铁架台、机械换能器、5 ml 及 10 ml 注射器、丝线、酒精棉球与干棉球、生理记录仪。

【方法和步骤】

(1)家兔称重后,由耳缘静脉注射 20%氨基甲酸乙酯(5 ml/kg)进行麻醉,之后将家兔以仰卧位固定于兔手术台上。在剑突下呼吸波动较明显处穿一条丝线,并连接到机械换能器,将机械换能器与生理记录仪相连,记录正常呼吸曲线。

(2)由耳缘静脉快速注射 1%盐酸吗啡(1~2 ml/kg),密切观察呼吸的变化。待呼吸频率显著下降、呼吸幅度明显减小时,立即静脉注射 0.02%纳洛酮(2 ml/kg),继续观察呼吸变化。

【注意事项】

必须保证给药通道通畅;静脉注射吗啡时速度要快;注射吗啡时应抽好纳洛酮备用。

思考题

1. 分析吗啡急性中毒的呼吸抑制作用及其临床意义。

2. 纳洛酮救治阿片受体激动药过量的意义是什么?

实验二十一　蟾蜍心肌细胞动作电位与心电图观察

【目的】

通过同步引导并观察心肌细胞动作电位及心电图的波形,分析二者在时间上的对应关系;了解细胞内记录动作电位的方法;加深对心电图是许多心肌细胞生物电变化的综合反映的理解。

【原理】

心脏的活动必然伴随着心肌的生物电变化,利用电生理学技术记录到的心电图能够反映心脏兴奋的产生、传导和恢复过程中的生物电变化。因此,心电图的描记是临床上检查心脏状况的一个必要的诊断手段,心电图是基础科学研究中的重要工具之一。心肌细胞动作电位与骨骼肌细胞动作电位相比,不仅时程(0、1、2、3、4 期)长,而且会出现明显的平台期(2 期)。本实验应用细胞内微电极记录技术,观察心肌细胞动作电位的特征。心脏活动产生的电变化可从体表记录得到,因为机体的组织和体液相当于一个容积导体,可把心脏的电变化传导到体表各处。根据容积导体原理,只要容积导体中有一个电双极体(电偶),电流便会沿着无数条线路自电双极体的正极(电源)流向负极(电穴),使整个容积导体的各部分都具有一定的电位,只是各点电位的大小与方向有所不同。因此,当把一个无关电极置于容积导体中离电双极体最远处时,用一个探查电极便可在容积导体的各处测得电位差,其大小主要取决于电双极体的电位强度和方向。在体表记录心电便是根据容积导体原理,所记录心电的大小与波形主要取决于心脏电活动综合向量的大小与方向。

【对象】

蟾蜍或蛙。

【药品和器材】

任氏液、3 mol/L 氯化钾溶液屏蔽箱、防震实验台、生物信号采集处理系统(微电极放大器)、玻璃微电极、银丝、微电极推进器、高倍显微镜、蛙类手术器械、滤纸。

【方法和步骤】

1. 制作浮置式微电极　取一支充灌良好的含 3 mol/L 氯化钾溶液的玻璃微电极,用任氏液多次冲洗电极尖端表面的氯化钾,用滤纸将电极外壁吸干,在高倍显微镜下检查。电极尖端直径应小于 1 μm,尖端内无结晶、无气泡,电极阻抗应为 10~15 MΩ。然后,在距电极尖端约 1 cm 处,用小锉刀轻锉一下,轻轻将其折断,保留尖端部分备用。取一根长 15~20 cm、直径 30 μm 的银丝(SWG 线,规格 49 或 50 号)自断端处插入微电极,并使银丝牢固嵌入电极内腔液体中,随后,将银丝悬置于微电极推进器上备用。这种浮置式微电极插入心肌后,能随心脏收缩而移动,所记录的心肌细胞动作电位不易丢失,可较稳定地记录动作电位。

2. 标本制备　用金属探针破坏蟾蜍的脑和脊髓,然后以仰卧位将其固定于蛙板上,剪开胸部,仔细撕裂心包膜,充分暴露心脏,并及时滴加任氏液于心脏表面。

3. 仪器连接　正确连接仪器线路。电脑进入实验项目,调好零基线,置于手动开始状态,生物信号采集处理系统输入端与微电极的银丝相连接。

4. 心电图描记　标本置于屏蔽箱内。按心电图标准导联Ⅱ方式,连接蟾蜍两前肢及右后肢,导线另一端接生物信号采集处理系统输入端,即可在荧光屏上显示心电图。注意分辨心电图各波及间期。

5. 心肌细胞动作电位记录　将生物信号采集处理系统正输入端与微电极相连接,负输入端与插在胸壁肌肉内的参考电极相连。调整微电极推进器使微电极尖端直对心脏,并逐渐接近心室肌。由于心脏不停地搏动,电极尖端往往很容易插入心肌细胞内。只要微电极插入细胞,荧光屏上的光点就会向下偏移,偏移幅值即为静息电位数值。而后,随着心室的活动,荧光屏上周期性地显现心室肌细胞动作电位。如果电极未能成功插入细胞内,可将电极轻轻提起,离开心脏重新再插,可反复多次,直至出现动作电位。蟾蜍心肌细胞动作电位幅值为 30～120 mV,时程为 500～1000 ms,可分为 0、1、2、3、4 期等 5 个时相,其中 1 期往往不明显。注意观察心室肌细胞动作电位的各期特征及其与扫描下线显示的心电图在时间上的对应关系。

记录心室肌细胞后,可再将微电极提起并移向心房,插入心房肌细胞记录动作电位。注意动作电位与心电图对应关系的变化。调好增益和移动速度,即可在电脑上描记下动作电位和心电图,以供实验结束后分析实验结果使用。

【注意事项】

(1)制备标本时应充分破坏蟾蜍的脑和脊髓,操作过程中应尽量减少出血,以保证标本状况良好。

(2)引导心肌细胞动作电位的参考电极应尽可能靠近玻璃微电极。

(3)记录动作电位时,如细胞受损或电极尖端折断,则 0 期电位幅值减少,或记录出现双相动作电位,此时应重新插入或更换电极。

思考题

1. 心肌细胞动作电位与神经纤维动作电位在波形上有何不同?

2. 解释形成心肌细胞动作电位各时相的离子机制。

3. 比较心肌细胞动作电位各期与心电图各波及间期的对应关系。

实验二十二　实验性弥散性血管内凝血

【目的】

通过静脉注射兔脑粉溶液复制家兔实验性弥散性血管内凝血(DIC)模型;了解实验室诊断 DIC 的常用方法;了解 DIC 临床表现的病理生理学基础。

【原理】

本实验通过静脉注射兔脑粉溶液,启动外源性凝血系统,引发体内 DIC 的病理过程,并通过实验室指标的检测,了解 DIC 临床表现的发生机制和 DIC 的诊断标准。

【对象】

家兔。

【药品和器材】

生理盐水、20％氨基甲酸乙酯溶液、4％兔脑粉溶液(临用前配制,取兔脑粉 400 mg,用 10 ml 生理盐水充分混匀,置于 37 ℃水浴箱中孵育 30 分钟;孵育过程中要经常搅拌; 2000 r/min 离心 5 分钟,取其上清液过滤即可)、1％硫酸鱼精蛋白溶液(4 ℃保存)、3.8％ 枸橼酸钠溶液、0.025 mol/L 氯化钙(4 ℃保存)、凝血酶悬液、血小板稀释液(4 ℃保存)、兔 手术台、婴儿秤、哺乳动物手术器械、动脉夹、三通管、5 ml 注射器 1 支、2 ml 注射器 1 支、 恒温水浴箱、离心机、刻度离心管(10 ml)、小试管架、小试管、刻度吸管(2 ml、5 ml)、血细 胞计数板、血红蛋白吸管、毛细滴管、显微镜、秒表、平皿、棉花、纱布。

【方法和步骤】

(1)取 2 只家兔并称重,分成甲兔和乙兔。

(2)甲兔和乙兔均由耳缘静脉注入 20％氨基甲酸乙酯(5 ml/kg)进行麻醉,之后将兔 以仰卧位固定于兔手术台上。颈部剪毛,沿颈部正中切开,分离一侧颈总动脉并插入动脉 导管。从颈总动脉的三通管处放 5 ml 血,迅速加入含 0.45 ml 3.8％枸橼酸钠溶液(抗凝) 的试管中,立即混匀。同时用血红蛋白吸管吸取 20 μl 血,用于血小板计数。3000 r/min 离心 5 分钟,取上层血浆备用。

(3)甲兔(实验组)由耳缘静脉缓慢注射 4％兔脑粉溶液(2 ml/kg),15 分钟内注射完 毕。如在注射过程中动物出现呼吸急促、躁动不安,应立即停止注射。重复上述放血步 骤,分离血浆备用。

(4)30 分钟后,重复上述放血步骤,分离血浆备用。

(5)乙兔(对照组)由耳缘静脉注射生理盐水(2 ml/kg),分别在相应时间点按上述方 法取血,分离血浆备用。

(6)观察指标测定。

1)凝血酶原时间的测定。取 0.1 ml 血浆,放入装有 0.1 ml 4％兔脑粉溶液的小试管 内,置于 37 ℃水浴中预热。随后加入 0.1 ml 0.025 mol/L 氯化钙,开启秒表,轻轻地摇 动,直至溶液停止流动或出现不溶颗粒,记录时间为凝血酶原时间。重复 3 次,取平均值。

2)凝血酶时间的测定。取 0.2 ml 被检血浆,放入小试管中,置于 37 ℃水浴中。加入 0.2 ml 适当浓度的凝血酶悬液,开动秒表,轻轻地摇动,直至溶液停止流动或出现不溶颗 粒,记录时间为凝血酶时间。重复 3 次,取平均值。

3)3P 实验。取 0.2 ml 被检血浆,放入小试管中,加入 1％硫酸鱼精蛋白溶液 0.1 ml。 轻轻摇匀,室温下放置 30 分钟。随后将试管轻轻摇动,有白色纤维或凝块出现的为阳性; 混浊均匀、无白色纤维出现的为阴性。

4)血小板计数。取 0.38 ml 血小板稀释液,放入小试管中。用血红蛋白吸管吸取 20 μl 血,立即加入小试管中,充分混匀。用滴管取一小滴并滴入计数室内,静置 15 分钟。 用高倍镜计数,数 5 个方格中的血小板数目,乘以 1000,即为每立方毫米血小板数。

【注意事项】

(1)在注射兔脑粉溶液时,要先慢后快,15分钟内注射完毕,同时密切观察家兔的呼吸情况,必要时调整注射速度。

(2)分离血浆的试管一定要先进行抗凝处理。

思考题

1.本实验中急性DIC的发病机制有哪些?

2.凝血酶原时间和凝血酶时间的测定有什么意义?

3.3P试验的原理是什么?有什么临床意义?

(陈　洁　罗心静　王红梅　汪旭明　潘振宇)

第七章

探索性实验

第一节　探索性实验的概念和原则

通过前面的基础性实验和综合性实验,学生已经较为全面地观察了正常的生理表现和一些病理表现,理解了相关的病理生理机制和各个重要系统相关药物的药理学作用。

许多学生在掌握了一定的实验方法和技术之后,往往在实验中不再仅仅关注实验本身的过程,而会对诸如"该实验为何如此设计""我能否设计出更合理的实验"等问题有所思考,这个时候探索性实验的必要性就显现出来。探索性实验的目的是激发学生对所学实验进行创新的潜能,模拟科研过程,在创新的过程中培养学生科学的思维方法,从而提高学生在实验设计方面的综合素质。

因此,探索性实验的章节被放在基础性实验和综合性实验之后,学生应在对基础性实验和综合性实验有了一定的熟练度,并对实验有了全面的理性和感性理解之后,再进行本章节的学习和理解。

探索性实验不再仅仅是重复性的实验,还应当体现探索的精神。学生能在前人设计好的实验基础上有所创新,达到学以致用,并对实验方法和设计提出新的思路,这才是实验教学的重要收获。探索性实验与基础性实验、综合性实验有着明显的区别,具体表现在:基础性实验、综合性实验是在前人已有的工作与经验总结的基础上,照本宣科地完成固定的实验,达到巩固所学知识、熟练实验操作方法的目的;而探索性实验是在此基础上,通过对实验原理和实验目的进行积极的思考与归纳,对新的问题进行合理且大胆的论证后进行的科学实验。经过这样一个实验过程,无论是否取得预期的实验结果,都将对培养学生的科研创新能力、提高实验教学质量发挥显著的作用。但是,也不能只强调创新,还应当注意结合本实验室的实际条件,在进行科研设计的过程中考虑实验的可行性,避免实验所需的条件远高于实验室本身的硬件及软件的标准,使得实验最终无法完成,造成不必要的时间及人力等方面的浪费。

第二节　实验设计的思路和方法

尽管科研的广度和深度在近年呈现加速增长的趋势,但即便是专业的科研人员,所做的多数研究仍然是建立在前人的研究基础之上,如果要求学生完全独立地进行实验设计,是有很大难度的,因为科研的思路并非短时间内可以形成。教材上的实验是经过富有实验教学经验的人挑选后编写的,历经了实践的锤炼,在此基础上进行拓展思路是一个合理的方法。那么,当面对一个实验,怎么引导学生拓展思路?

为此,要明了下面的一些问题,从而有条理地引导学生从接受知识的阶段达到灵活运用知识的阶段。

一、探索性实验的目的

探索性实验的目的是在学生掌握了实验的基本技能之后,培养他们的探索、创新能力。通过探索性实验的操作,学生可以了解科研设计的概念、一般方法、过程,以及科研数据的分析、对结论的推断概括与归纳总结。通过这一系列的学习,学生可初步完成科研的入门训练,包括选题、明确实验目的和原理、设计实验方法、收集实验数据、得出实验结论。

二、选题的方式

对初步着手选题有困难的学生,可以从前期的实验,尤其是综合性实验的课后思考题入手,由指导教师启发和提示,给出粗略的课题思路,阐明课题的内容、要求、意义,提示学生自己思考实验方法,或者对原有实验方法给出改进意见。在学生有了大致的方向后,由数名学生组成一个小组进行开题的准备。教师听取学生的开题报告后,给出意见和建议,并做进一步的指导,以确定题目。

以上为最佳的选题方式,但是对学生的独立思考能力要求较高。对此方式选题感觉困难的学生还可尝试参加指导教师的科研课题,甚至由指导教师直接给出具有一定深度的课外命题,不必拘泥于形式。

三、科研思路的形成

课题选好后,在指导教师的指导下,学生的实验可进入准备阶段,通过查找文献,确定自己的实验思路。这一步,学生应当掌握通过互联网查阅 CNKI 数据库以及检索 PubMed 英文文献的基本方法。思路形成后,学生以书面或口头形式与指导教师讨论,确定尽可能具体的实验方案。

如同寻找数学证明题的证明方法,除了那些巧合的发现之外,实验设计是有规律可循的。下面试着举例说明,希望同学们能有所感悟,寻找到一些思路。

例如,完成了"给药途径对药物作用的影响"这一实验,是否可以进一步思考药物在体内的代谢途径对药物作用的影响?假设在某药物 A 的代谢途径中,经过了一些酶的催化,或者一些转运体的转运,那么对这些酶和(或)转运体产生影响的另一种药物 B 是否会影响 A 药在体内的代谢呢?如何知道哪些酶或者转运体参与了 A 药的代谢或者转运过程呢?答案可以通过查阅文献获得。如果通过实验能够证实 B 药对 A 药的代谢过程有所影响,找到了影响的规律,就很有意义,这就是一个标准的药物相互作用现象。如果没有影响,那是为什么? 是体内有什么代偿机制起了作用,还是该影响只是停留在理论的水平,而实际应用中的其他因素削弱了该影响? 是否可以通过查阅资料来对其机制进行分析和推论?

这是一个经典的课题设计的思路,从中不难看出,探索是讲逻辑性的,不应当只停留在表象上,而应当深入思考,关注机制。知其然,最好还能知其所以然。

再举一个例子,基础医学研究的根本目的是预防和治疗疾病,保证人类的生存质量和身体健康。其中,研制新药、研究药物作用机制是预防疾病的重要手段之一。随着生物科学技术的发展,改良型药物、新型药物不断问世,对药物毒副作用的研究绝不能忽视。在达到一定的治疗效果的同时,更应当注意药物的副作用是否对人体造成了过重的近期或远期伤害,避免得不偿失。因此,对药物副作用的观察和机制研究成为医学研究的一个热点。例如,基因突变患者对药物反应的个体化差异这一课题越来越受关注。随着遗传药理学研究的深入,现在普遍认为,绝大部分的药物反应个体差异是由遗传因素造成的。药物遗传学就是着重于研究遗传因素对药物效应的影响的学科。近年来,由于人类基因组计划的顺利实施,以及分子生物学技术和生物信息学的快速发展,药物遗传学的研究得到了强有力的推动,个体化医学的概念也在此背景下得到长足发展,并可以预计将会有广阔的社会应用价值。因此,怎样基于药物遗传学的发现发展个体化医学,这个问题已经受到高度重视。对于患相同疾病的不同患者,现在的治疗方法是用同样的药,药量也仅仅根据年龄和体重来稍作调整;而在将来的个体化医学中,由于可以预测不同患者的药物效应,所以即使是治疗同一种疾病,医生也可能根据患者的遗传背景来选择合理的药物和合适的剂量。希望有志于人类药物基因组学的学生关注并进行深入研究,为人类的个体化用药做出贡献,这是一个非常有意义的研究方向。

再比如,治疗某些疾病的新方法也是目前医学治疗研究的重点。如今,医治人类疾病的方法和手段不断更新和发展,尤其是生物制药、生物技术、物理技术、化学技术等方面的学科交叉迅速发展,因此,积极探索预防和治疗疾病的综合性方法是未来从事基础与临床工作的重要任务之一。

四、设计具体实验步骤

这一步的重点是查阅参考文献。参考文献中的实验部分,包括内容、步骤和具体方法,根据实验所需,应做出以下准备:列出实验材料和方法,比如药品的准备、仪器和相关器械的准备、溶液的制备等。

如有需要,学习动物模型的建立及具体的动物实验步骤。尝试对已有的动物模型进行改进,使其更能凸显自己实验的目的,同时注意实验模型建立的便利性、实验结果的稳定性和可重复性。

对实验中可能遇到的各种困难和突发情况做出预判,提前给出应对的办法,做到有备无患。这一步的充分准备会为高效高质地完成实验打下基础。

以表格或者条目的形式清晰地列出实验的步骤和预期进度。在做好这一切的同时,应当格外注意本实验室的条件,确保实验的可行性。

有条件的话,最好进行实验关键步骤的预实验,这将对顺利完成实验起到铺垫作用。预实验是正式实验前的重要步骤,也是实验的实践探索。根据预实验所得经验对原始的实验设计做必要的修正,是完善实验设计的一个不可缺少的步骤。通过预实验可以修正实验对象的样本量,检查实验观察指标的客观性、灵敏性和可靠性,改进实验方法,探索药物剂量大小和反应的关系,确定用药剂量,并可能发现值得进一步研究的线索。

一旦预实验效果令人满意,即可开始正式实验。参考预实验的结果,及时对实验方案进行必要的论证、修改或调整,之后就可以按计划开始正式实验。在实验中应细心观察实验现象,认真做好实验记录,并积极分析思考实验中出现的各种现象及其发生的原因。记录实验数据必须客观、精确、及时和完整,尤其要注意客观记录,不要受到预期实验结果的影响,要知道,并非只有阳性结果才有意义,阴性结果同样可以推翻一个假说,使他人避免走同样的弯路,并排除一些科研上的误解,有时候甚至更有意义。况且,学生进行的探索性实验,主要目的并不是获得成果和多么有意义的结论,而是培养科研方法和思路。原始记录中应按顺序写明每次实验的日期、对象、材料和条件、方法和步骤、结果(包括尽可能详细的文字记录、数据、图表和照片等)、操作者等详细情况。

五、实验设计中的几个原则

为了方便之后的数据分析,要注意实验对象的选择和实验方法的设计都应当符合统计学要求。按不同类型的设计进行研究所取得的资料的统计学处理方法不同,因此,设计实验时要充分考虑实验的统计学设计。常用的实验设计有以下几种。

1. 随机设计   将实验对象随机分配至两个或多个处理组进行实验观察,又称单因素设计、成组设计,优点是操作简单、应用广泛,缺点是效率低,只能分析单一处理因素的效应。统计学处理方法有方差分析、t 检验、u 检验、秩和检验、χ^2 检验等,这些处理方法可根据样本量的大小、分组的多少、记数资料还是计量资料来选择。

2. 配对(伍)设计   将受试对象配对或配伍,以消除非处理因素的影响,其中配伍设计又称随机区组设计。配对有自身配对和不同个体配对,而配伍实际上是配对的扩展。该设计包括以下几种常见的情况。

(1)同一批对象在 n 个不同时间点上的测定值。

(2)同一样本用 n 种不同方法的测定值。

(3)同一对象的 n 个不同部位的测定值。

(4)先将实验对象配伍,每个伍有 n 个对象(同一伍的对象除研究因素外其他影响效应指标的因素相同或相近)。

此类设计适合于一种处理因素和一种非处理因素的分析。其优点是所需样本和效率均高于成组设计,而且很好地控制了混杂因素的作用,缺点是配对条件不易满足。此类设计资料的统计学处理方法有配对 t 或 u 检验、秩和检验、配伍组方差分析、配对四格表卡方检验等。

3. 其他   交叉设计适用于在配对设计基础上再加入时间因素的分析,可分析不同阶段的效应;如果存在两种非处理因素而有一种处理因素需要分析时,可选择拉丁方设计;当实验需要安排两种以上处理因素进行分析时可采用析因设计;多因素分析而各因素本身有主次之分、各因素又有交互作用时可采用正交设计等。

进行实验设计时要注意以下几个原则。

1. **对照与均衡原则** 通常情况下,进行某种试验以阐明一定影响因子对一个对象的影响和处理效应或其意义时,除了对试验要求研究的因子或操作处理外,其他因素都保持一致,然后对试验的结果进行比较,称为对照试验。

凡是想要得出具有统计学意义差别的实验,必须排除和减少非处理因素对实验结果造成的干扰,为此,就必须在设立实验组的同时设立对照组,并参考实验组的数量及筛选条件,以相同或者相近的实验对象筛选条件,对对照组的数量、质量严格把关,这样,处理实验数据时,才能以对照组的数据来参考和校准,消除实验误差。没有对照组的实验结果是不能用来证明实验组的可信性的。实验对照组的设立主要有以下几种。

(1)空白对照。空白对照是指对照组不加任何处理因素。此类对照缺乏和实验组"齐同"的处理,故不能满足严谨实验设计的要求,已经很少应用。

(2)正常对照。对照组除不做关键处理步骤外,其余处理均与实验组一致。这种对照具有较好的可比性,可以清楚地观察关键处理步骤本身对实验组的影响,明确该关键处理的作用。

(3)自身对照。自身对照是指对照与实验在同一个体上进行。因为正常对照组和实验组之间仍会存在个体差异,故如果可行,对照组(无关键处理组)和实验组采用同一组个体,可有效减少个体差异的影响。很多时候,这是一种最好的设立对照组的方式。

(4)相互对照。相互对照指实验组互为对照。例如,比较几种药物治疗同一疾病的疗效时,几个实验组之间可相互对照。

(5)标准对照。以标准值或正常值作为对照,然后用实验结果数据与之比较。

(6)安慰剂对照。安慰剂就是一种外形、颜色、味道等都与被试药物(某些疗效尚未肯定的新药或者实验所需观察特定指标的药物)相同而实际并无药理活性的物质,有时也被更形象而通俗地称为"假药"。由于安慰剂效应在许多实验中是存在的,有的时候还非常明显,那么在评定待测药物疗效时,有必要设立只给予安慰剂的对照组,采用盲法观察该药物的真实疗效,只有当所试药物的疗效明显超过安慰剂组的疗效时方可认为有价值。

2. **随机原则** 为了使每个实验对象接受处理(如分组、用药等)的机会均等,可以采用随机对照等方式。随机对照的目的是尽可能使各样本的条件一致,避免或减少主观因素或其他偏差性误差的影响,从而减少抽样误差,使处理因素产生的效应更加客观,以便得出正确的结果。如简单随机分组,可将研究对象以个人为单位用掷硬币(正、反两面分别指定为实验组和对照组)、抽签、使用随机数字表等方式分配至实验组和对照组中;也可采用系统随机化法,即用现成的数据(如研究对象顺序号、身份证号、病历卡号、工号、学号等)将研究对象交替随机分配到实验组和对照组中。

随机分组后,当样本量较大时,即使每组不完全相等,一般也可以进行实验研究;当样本量较小时,每组内个体数量相差较大,会影响最后的统计分析,则需要重新随机分组,直至达到预定的均衡要求。

3. 重复原则　可靠的实验结果应能在同样条件下具有可重复性,并且实验结果应当接近。重复是指实验要有一定的比例或次数,即同一处理要设置多个样本数,以保证实验结果的可靠性。由于实验对象的个体差异等原因,一次实验结果往往不够可靠,需要多次重复实验方能获得可靠的结果。

六、实验数据的整理与分析

收集实验数据后,要把统计原理和方法的思维逻辑应用于数据的分析和处理中,使学生学会利用对照组和实验组的数据进行计量、计数资料的分析,学会非参数统计方法和多元统计分析方法,并促进下一步的医学研究设计。其目的是使学生具备新的推理思维,结合专业问题合理设计今后的实验,科学获取资料、利用资料,提高整体的科研素质。

七、撰写实验报告或论文

完成实验后,学生应当写出实验报告,并尽量按照预备发表的科研论文的格式撰写,这些步骤对于今后学生进行科研论文的写作和完整的科研设计都会起到很好的帮助作用。

八、考核

在实验初期,实验指导教师和实验教辅人员应对学生提出的探索性实验项目进行认真和充分的讨论,制订科学的实施方案。这其中包括了解实验的内容和要求,引导和要求学生充分运用已学过的知识去发现问题、解决问题。指导教师应掌握实验设计的步骤(包括资料的收集、准备设计方案、预实验、正式实验、数据整理、论文的撰写等),使实验设计的每个步骤、每个环节符合科学性,且方法易行,并根据本实验室的现有条件,进行实验可行性分析。指导教师应关注学生所做的实验前准备、实验过程中可能碰到的困难及克服办法,并进行查漏补缺性质的帮助和指导,对实验操作的基本技术,包括仪器的使用、药物的配制及一些高难度的动物手术操作技巧等,应当事先让学生讲解和演练,指出不足并提示技巧。最好请富有科研经验的教师进行整体监督,因为只有具备扎实的理论基础和操作技能,才能科学地指导学生进行探索性、设计性实验。在实验数据收集后,对数据的分析和处理方法给予指导,把好这一关,对于之后的实验报告书写起着至关重要的作用。不少实验虽然有了良好的数据,但是由于数据的分析和描述不足,使得本来很有意义的实验结果无法体现,很好的结论被埋没。

第三节　探索性实验的参考项目

一、雌激素的不同用药时间在失血性休克中对肾保护作用的异同

该实验的目的是探究雌激素的不同用药时间对失血性休克复苏后肾的保护作用的

异同。

实验设计如下。

(1)颈静脉放血建立大鼠失血性休克动物模型。

(2)大鼠随机分为3组:A组在造模前60分钟注射苯甲酸雌二醇进行预处理;B组在造模后60分钟静脉注射苯甲酸雌二醇;C组在实验前60分钟及实验开始后60分钟注射苯甲酸雌二醇。

(3)分别于造模不同时间取静脉血,检测血清中尿素氮、肌酐含量;对肾组织采用穿刺活检法,测定组织匀浆中的超氧化物歧化酶、丙二醛等生化指标。

二、内源性一氧化氮对心肌缺血-再灌注损伤的影响

该实验的目的是通过静脉注射左旋精氨酸升高体内内源性一氧化氮含量和静脉注射S-甲基异硫脲降低体内一氧化氮含量,观察体内一氧化氮变化对家兔心肌缺血-再灌注损伤的影响,探讨内源性一氧化氮在心肌缺血-再灌注中的保护作用。

实验设计如下。

(1)以结扎兔左冠状动脉的方法建造心肌缺血-再灌注动物模型。

(2)将造模成功的家兔随机分成3组,即生理盐水对照组、左旋精氨酸组和S-甲基异硫脲组,分别静脉注射生理盐水、左旋精氨酸和S-甲基异硫脲。

(3)于造模前、缺血20分钟和再灌注10分钟时分别静脉取血,检测血清中一氧化氮和心肌酶活性的变化,观察心电图ST段的改变。

三、沙丁胺醇对肺水肿的治疗作用

该实验目的在于探讨β_1肾上腺素受体激动药沙丁胺醇对肺水肿的治疗作用。

实验设计如下。

(1)颈静脉注射油酸制作家兔肺水肿模型。

(2)将造模成功的家兔随机分成生理盐水对照组和沙丁胺醇实验组,分别静脉注射生理盐水和沙丁胺醇。

(3)观察两组家兔正常呼吸频率和幅度,描记各家兔正常呼吸曲线;听诊肺部呼吸音;肉眼观察气管内泡沫痰。对肺进行称重,利用肺重量和体重计算肺系数;切开肺叶,观察切面的变化,挤压肺组织,观察切面有无泡沫样液体流出;取部分肺组织制作切片,HE染色并观察。

以上只列举少量的探索性实验项目,希望教师和学生能以此为例设计出更多、更好的创新性实验,最好能注重基础和临床相结合,因为无论多么完美的基础性实验结果,都要经过临床的检验才能证实其价值所在。

探索性实验对医学生来讲是一个从事科研工作的很好的前期准备方法,学生可以从中学到多种操作技能和实验方法,体会真实的科研过程,通过亲身体会其中的艰辛和快乐,认真去思考这个实验怎么做才能简便有效。自己思考、动手,最后取得成果,一方面提高了学习兴趣,一方面进行了做实验、整理数据、写论文的全程体验,这是单纯靠理论课不

能做到的。医学教育应当多发展学生的动手和思考能力,仅凭课本上的实验还无法充分拓展学生的思维,探索性实验教学不仅可以让学生学到更多的知识,还能锻炼学生的动手能力,促进学生之间的团结协作。如果能将探索性实验教学作为实验教学总体内容的重要组成部分,学生将受益无穷。

(邓建伟　罗心静)

第八章

人体机能实验

实验一　人体心电图描记

【目的】

学习人体心电图的描记和测量方法；了解正常人体心电图 3 个波群及 2 个间期的生理意义。

【原理】

心脏在收缩之前，先发生电位变化，这些电位变化通过心脏周围的组织和体液传导至体表。在体表一定部位，按照规定的方法安放引导电极，将信号输入心电图机，就能把这些电位变化记录下来，所记录的图形称心电图。心电图反映心脏兴奋产生、传播及兴奋后恢复过程的电位变化。由于引导方法不同，心电图的波形不完全一致，但基本波形都有 P 波、QRS 波和 T 波，以及 PR 间期和 QT 间期。P 波代表心房去极化过程；QRS 波群反映心室去极化过程；T 波则表示心室复极化过程。PR 间期为兴奋从心房传导至心室所需要的时间；QT 间期表示心室开始去极化到完成复极，恢复静息电位所需要的时间。

【对象】

人。

【器材】

心电图机、分规、95％酒精棉球、电极膏或生理盐水棉球。

【方法和步骤】

1. 描记前的准备

（1）接好心电图机的电源线、地线和导联线，接通电源，预热 3～5 分钟。

（2）受试者静卧于检查床上，全身肌肉放松。

（3）安放电极。准备安放电极的身体部位先用 95％酒精棉球擦拭，再涂上电极膏或少许生理盐水，以减小皮肤电阻。电极应安放在肌肉较少的部位，一般两臂应在腕关节上方（屈侧）约 3 cm 处，两腿应在内踝上方约 3 cm 处。务必使电极与皮肤接触严紧，以防干扰与基线飘移。

（4）连接导联线。按所用心电图机的规定，正确连接导联线。一般以 5 种不同颜色的导联线插头与身体相应部位的电极连接:右手用红色,左手用黄色,左足用绿色,右足用黑色(接地),胸部用白色。常用的胸部电极的位置有 6 个:V_1 在胸骨右缘第 4 肋间,V_2 在胸骨左缘第 4 肋间,V_3 在胸骨左缘第 4 肋间与左锁骨中线第 5 肋间连线的中点,V_4 在左锁骨中线第 5 肋间,V_5 在左腋前线第 5 肋间,V_6 在左腋中线第 5 肋间。

2. 心电图描记

(1)调节基线。旋动基线调节钮,使基线位于适当位置。

(2)打开输入开关,描记前校正输入信号电压放大倍数,使 1 mV 标准电压对应描笔振幅为 10 mm(记录纸上纵坐标为 10 个小格),走纸速度定为 25 mm/s。

(3)记录心电图。旋动导联选择开关,依次记录Ⅰ、Ⅱ、Ⅲ、aVR、aVL、aVF、V_1、V_3、V_9 等 9 个导联的心电图。在心电图记录纸上注明各导联名称、记录日期,以及受试者的姓名、性别、年龄。注意:在变换导联时,必须先将输入开关关上,待变换后再打开。每换一个导联,须观察基线是否平稳及有无干扰。如基线不稳定或存在干扰,须在调整或排除干扰后再记录。

3. 分析心电图

(1)波幅和时间的测量。

1)波幅。当 1 mV 的标准电压使基线上移 10 mm 时,纵坐标每一个小格(1 mm)代表 0.1 mV。测量波幅时,凡向上的波形,其波幅应从基线的上缘测量至波峰的顶点;凡向下的波形,其波幅应从基线的下缘测量至波峰的底点。

2)时间。心电图纸的走纸速度定为 25 mm/s 时,心电图纸上横坐标的每个小格(1 mm)代表 0.04 秒。

(2)波形的辨认和分析(图 8-1)。

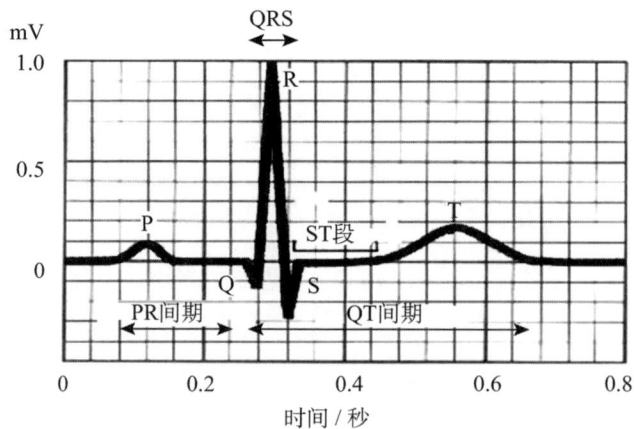

图 8-1　心电图

1)心电图各波形的分析。在心电图记录纸上辨认出各导联的 P 波、QRS 波群和 T 波,并根据各波的起点确定 PR 间期和 QT 间期。

2)心率的测定。首先测量相邻两个 P 波(或相邻两个 R 波)的间隔时间 T(一个心动周期)。根据心动周期公式计算心率。心率＝60/T(次/分)。

3)心电图各波段的分析测量。选择一段导联基线平稳的心电图,测量 P 波、QRS 波群和 T 波的电压、时程,以及 PR 间期和 QT 间期的时程。

【注意事项】

(1)记录时如出现干扰,应检查地线是否接好,导联电极是否松动,受试者肌肉是否放松。

(2)记录完毕,应松解电极,洗净擦干,以防腐蚀。将心电图机面板上的各控制钮旋回原处,最后切断电源。

> 思考题

1. PR 间期超过一定数值时,表明心脏发生何种变化?

2. 试述心室肌细胞动作电位与心电图 QRS-T 波的时间关系。

实验二 心音听诊

【目的】

学习心音听诊方法;了解心音产生的原理、意义及正常心音特点;识别第一心音和第二心音,为临床心音听诊奠定基础。

【原理】

心音是心脏瓣膜关闭和心肌收缩引起振动所产生的声音。用听诊器在胸壁前听诊,在每个心动周期内一般可听到两个心音:第一心音和第二心音。健康儿童和青年有时可听到第三心音,40 岁以上的人也有可能出现第四心音。第一心音标志着心室收缩开始,主要是由房室瓣关闭和心室肌收缩振动产生的,特点是声音较响,音调低(40～60 Hz),持续时间较长(0.12 秒),其响度和性质变化可反映心室肌收缩强弱和房室瓣的功能状态。第二心音标志着心室舒张开始,在成分上分为主动脉音和肺动脉音,分别在主动脉和肺动脉听诊区听得最清楚,是由主动脉瓣和肺动脉瓣迅速关闭,血流冲击使主动脉和肺动脉根部及心室内壁振动而发生的,特点是音调高(60～100 Hz),持续时间较短(0.08 秒),较清脆,其响度可反映大动脉血压高低。

【对象】

人。

【器材】

听诊器。

【方法和步骤】

1. 准备 受试者安静端坐,裸露胸部。

2. 观察 观察心尖搏动的部位、范围。

3. 确定心音听诊位置(图 8-2)

(1)二尖瓣听诊区为左锁骨中线内侧第 5 肋间(心尖部)。

(2)三尖瓣听诊区为胸骨右缘第 4 肋间或胸骨剑突下。

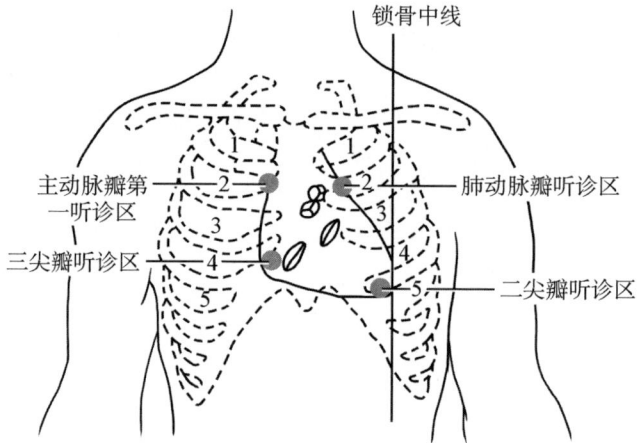

图 8-2 心音听诊位置

(3)主动脉瓣第一听诊区为胸骨右缘第 2 肋间,主动脉瓣第二听诊区为胸骨左缘第 3 肋间。

(4)肺动脉瓣听诊区为胸骨左缘第 2 肋间。

4. 听心音 实验者戴好听诊器,注意听诊器的耳件应与外耳道开口方向一致(向前),以右手拇指、示指轻持听诊器体件并紧贴于受试者胸部皮肤上,按上述听诊部位依次听取心音,根据两个心音特点注意区分第一心音和第二心音。如难以区分,可同时用手指触诊心尖搏动或颈动脉搏动,此时出现的心音即为第一心音。

5. 实验结果记录和分析 将听到的心音、心率、心律记录下来,分析是否在正常范围内。

【注意事项】

(1)室内必须保持安静以利听诊。

(2)听诊器胶管不得交叉、扭结,勿与他物摩擦,以免发生摩擦音影响听诊。

(3)如呼吸音影响听诊,可嘱受试者暂停呼吸片刻。

思考题

第一心音和第二心音产生的原理、意义是什么?

实验三 人体动脉血压的测量

【目的】

学习人体动脉血压的测量方法;了解人体动脉血压的测量原理;了解运动对血压的影响。

【原理】

人体血压常用血压计和听诊器进行间接测定,测量部位通常为上臂的肱动脉。血液在血管内流动时一般不会产生声音,如果血液流经狭窄处而形成涡流则可发出声音。当用橡皮球将空气打入缠缚于上臂的袖带内使其压力超过收缩压时,阻断了肱动脉的血流,这时把听诊器体件放在受压的肱动脉远端听不到任何声音,也触不到桡动脉搏动。如缓慢放气降低袖带内压力,当其压力低于肱动脉收缩压但高于肱动脉舒张压时,血液将随心脏搏动断续流过受压血管,形成涡流,从而发出与心脏搏动节律一致的声音,并可摸到桡动脉搏动。如果继续放气,当外加压力等于肱动脉舒张压时,血流由断续变为连续,声音突然由强变弱。因此,动脉内血流能发出声音时的最大外加压力相当于收缩压,而动脉内血流声音突然变化时的外加压力相当于舒张压。

在正常情况下,人或哺乳动物的血压通过神经和体液的调节保持相对稳定。人的运动、体位、心理等因素对血压均有一定的影响。

【对象】

人。

【器材】

血压计、听诊器。

【方法和步骤】

1. **熟悉血压计的结构** 血压计有汞柱式血压计和表式血压计,二者各有优缺点。汞柱式血压计是评价血压的标准工具,也是最早应用于临床的血压测量工具。血压计由检压计、袖带和橡皮球 3 个部分组成。汞柱式血压计的检压计是一个标有 0～300 mmHg (0～40 kPa)刻度的玻璃管,上端通大气,下端与水银贮槽相通。袖带是一个外包布套的长方形橡皮囊,借橡皮管分别与检压计的水银贮槽和橡皮球相通。橡皮球是一个带有螺丝帽的球状橡皮囊,供充气或放气之用。

检查检压计部分是否准确,主要是看袖带内与大气相通时,水银柱液面是否在零刻度,若不是,可用滴管加入或减少水银贮槽内的水银,使水银柱达到零刻度。表式血压计的测压部分是以压力推动指针在表盘上旋转,这种血压计携带方便,但容易失灵,需要经常用水银检压计校正。

2. **测量动脉血压**

(1)让受试者脱去一侧衣袖(常取右上臂,右上臂的动脉血压常较左上臂的高出 5～10 mmHg),静坐桌旁 5 分钟以上。

(2)松开血压计的橡皮球螺丝帽,驱出袖带内的残留气体后将螺丝帽旋紧。

（3）让受试者将前臂平放于桌上，掌心向上，使上臂中心部与心脏位置同高（坐位时平第 4 肋间），将袖带缠在该上臂，袖带下缘至少位于肘关节以上 2 cm。袖带松紧适宜，开启水银贮槽开关。

（4）将听诊器两耳件塞入外耳道，务必使耳件的弯曲方向与外耳道一致。

（5）在肘窝内侧用手触及肱动脉搏动所在部位，将听诊器体件轻压在袖带下方肱动脉上（图 8-3），旋开玻璃管下方的旋钮，使水银贮槽与玻璃管相通，水银柱液面应恰在零刻度处。

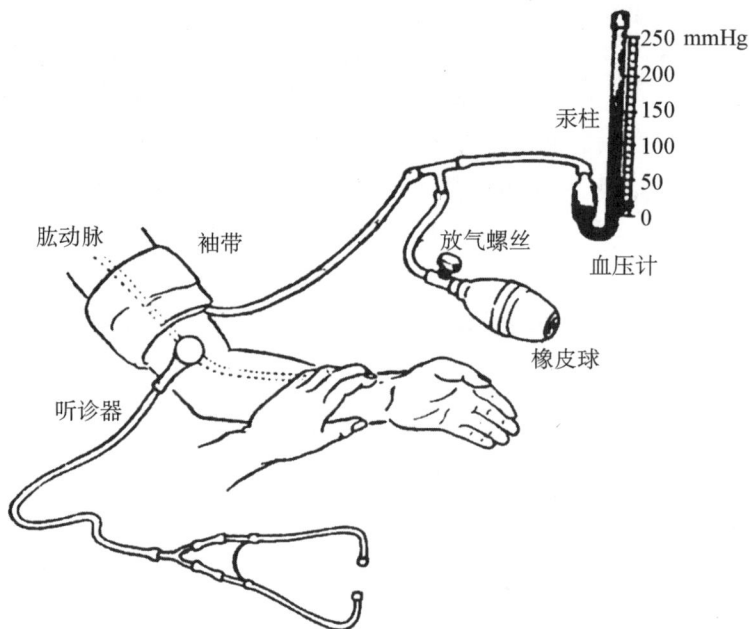

图 8-3　人体动脉血压测量方法

（6）测量收缩压。挤压橡皮球，将空气打入袖带内，袖带内压力上升，玻璃管内的汞柱也随之升高（若为表式血压计，则指针顺时针方向旋转），此时从听诊器内可听到搏动声。待水银柱逐渐上升到听诊器听不到搏动声为止，继续打气使水银柱再上升 20～30 mmHg（一般打气至 180 mmHg 左右），随即松开橡皮球螺丝帽，徐徐放气。水银柱下降速度以每秒下降 2～5 mmHg 为宜。在水银柱缓缓下降的同时仔细听诊，在一开始听到"崩崩"样的第一声搏动声时，此时血压表上所示水银柱刻度即代表收缩压。

（7）测量舒张压。继续缓缓放气，压力缓慢下降，声音由弱而强（在声音变强之前也可有一段 30～40 mmHg 的无音区，这在高血压患者中尤为常见，因而往往造成误诊）。之后声音又突然变弱，再下降 5～10 mmHg 压力，声音才消失。有以声音由强变弱时的压力为舒张压的，也有以声音消失时的压力作为舒张压的，如选择后者，舒张压需另加 5 mmHg 为妥。有少数人在血压计压力降到零刻度时仍然可听到声音。

血压记录常以"收缩压/舒张压 mmHg"表示，列表记录测得的不同人的血压值。

（8）触诊法测量动脉血压。操作方法与听诊法基本相同，不同之处是实验者先以手指触诊受试者桡动脉搏动,再用橡皮球打气使袖带充气,压迫肱动脉,直至桡动脉搏动消失为止,再缓慢放气至开始出现桡动脉搏动时,血压计上所指示的刻度即代表收缩压。触诊法所测得的收缩压数值比听诊法稍低,而且这种方法只能测收缩压,但它不受无音区的影响。

3. 观察运动对血压和脉搏的影响 受试者右上臂缠上袖带,在安静环境中静坐,不说话,也不要注意操作过程及水银柱的波动,每隔 2 分钟测量血压、脉搏各 1 次(测 15 秒的脉搏数,乘以 4 作为每分钟的值),直至测量数据连续 3 次稳定(血压波动小于 4 mmHg,脉搏波动小于 2 次/分),取最后 3 次数据,分别算出脉搏、血压的平均值。然后做蹲下起立运动,以每 2 秒 1 次的速度进行 20 次,在运动后即刻、3 分钟、5 分钟时各测定脉搏与血压 1 次。

健康人在蹲下起立运动刚结束时,心搏增加 30 次以上,收缩压增加 20～40 mmHg,舒张压增加不到 10 mmHg,3 分钟时间内心搏、血压恢复至安静状态;心功能不全者运动刚结束时,心搏增加 30 次以上,收缩压仅轻度增高,舒张压则显著增高,心搏、血压恢复安静状态都需要 5 分钟以上。

【注意事项】

(1)测定血压时室内必须保持安静。

(2)测量部位必须与心脏位于同一水平。

(3)听诊器体件放在肱动脉搏动位置上时不能压得太紧,更不能压在袖带底下进行测量。听诊器体件也不能接触过松,否则听不到声音。

(4)左、右肱动脉常可有 5～10 mmHg 压力差,所以做动脉血压调查统计时,一定要固定测量一侧,不要随意改变。

(5)动脉血压通常连测 2～3 次,以 2 次比较接近的数值为准,取其平均数。重复测定时,袖带内的压力必须降至 0 后再打气。

(6)发现血压超出正常范围时,应让受试者休息 10 分钟后复测。在受试者休息期间,可将袖带解下。

(7)血压计用毕,应将袖带内气体驱尽,将袖带卷好、放于盒内,并放好橡皮球,防止玻璃管折断。

> 思考题

1. 正常男性、女性成人的血压值是多少?你所在小组同学测得的血压值是否正常?
2. 为什么运动后人体动脉血压会发生变化?

实验四 肺通气功能的测定

【目的】

掌握肺通气功能的测定方法。

【原理】

机体在进行新陈代谢时,不断地消耗 O_2 和产生 CO_2。为了实现机体与环境之间的气体交换,肺必须不断地与外界大气进行通气活动。可使用肺量计测定人体肺容量和肺通气量,由此评定肺的通气功能。

【对象】

人。

【器材】

肺活量计、肺量计、橡皮吹嘴、鼻夹、消毒棉球。

【方法和步骤】

1. FHL-I 型回转式肺活量计的结构和使用方法 回转式肺活量计的构造主要包括水槽(外筒)、回转筒(即内筒,带有肺活量刻度,精确度为 20 ml)、水温校正尺、阀门和吹气嘴等。

使用时先往水槽内倒入清水,使水面到达水槽内壁的水位红线处,调节水槽下部的调节螺钉,使水面与红线平行。再将温度计插入温度计夹内,观察水温,调整游标温度指示器使之与温度计相一致。注意吹、放气阀门手柄位置,手柄竖直为放气,拨向一侧即可吹气。

受试者取站立位,做 1～2 次深呼吸,然后尽力深吸气,吸气停止时憋住气向肺活量计吹嘴内尽力深呼气,直到不能再呼为止。回转筒停稳后,按游标指示器指示位置进行肺活量读数。每人测试 3 次,取最大值为受试者的肺活量值。

2. FJD-80 型肺量计的结构和肺通气功能的测定方法

(1)FJD-80 型肺量计的结构和使用方法。FJD-80 型肺量计为立式单筒肺量计,除一般构造外还有推动气流、减少呼吸阻力的鼓风机,仪器内装有可吸收呼出气中 CO_2 的钠石灰,以及与平衡锤相连、能在记录纸上进行曲线记录的描笔记录装置等。专用记录纸上印有表示容积和表示走纸速度的直格与横格(一个小直格为 100 ml,一个横格为 25 ml)。此外,在肺量计的侧面有进气管和出气管,与水槽的中央进气管相通,外面有两条螺纹管与三通阀门相连,气体即经此进入。肺量计顶部有排气开关,可供筒内充气,筒内气体也可由此推出。浮筒的实验使用容量为 6～8 L。

实验前先将支架和滑轮提起,外筒内装水至水槽水平面指示刻度,装好记录纸和钠石灰,接通电源,检查机器运转情况。然后将连有三通阀门的螺纹管与呼气和吸气管相接,转动三通阀门,开放肺量计,提起浮筒,让筒内装有一定量空气(4～5 L),转动三通阀门,关闭浮筒上的排气开关,检查肺量计是否漏气。

(2)潮气量、补吸气量、补呼气量和肺活量的测定。

1)打开肺量计的排气开关,上提浮筒,使筒内充气 4～5 L,然后关闭开关。

2)将消毒后的橡皮吹嘴套在三通阀门接口上。受试者取站立位,将吹嘴的薄片置于口腔前庭,并用牙齿咬住吹嘴上的两个突起,先用鼻做平静呼吸。

3)受试者夹鼻,将三通阀门转向外,待受试者习惯用口呼吸后,转动三通阀门,使之与肺量计相通,并开动慢鼓(0.83 mm/s)。随着受试者的呼吸,呼吸气量的变化被描记在记录纸上。描记 3～4 次平静呼吸曲线之后,受试者在一次平静吸气之末,继续做一次最大限度的吸气。随后,在一次平静呼气之末,继续做一次最大限度的呼气。最后,让受试者做一次最大的深吸气后,随即做一次最大的深呼气。

根据上述各种情况下呼吸曲线变化的高度,即可计算出潮气量、补吸气量、补呼气量和肺活量。潮气量可取 5 次描记的平均值。

(3)时间肺活量的测定。

1)肺量计内重新装新鲜空气 4～5 L,调节好笔尖位置以便描记。

2)受试者口衔吹嘴,夹住鼻子,用口呼吸。开动慢鼓(0.83 mm/s),记录平静呼吸 3～4 次后,令受试者做最大限度的吸气,在吸气之末屏气 1～2 秒,此时开动快鼓(25 mm/s),然后用最快的速度用力深呼气,直到不能再呼为止,随即停止走纸。从记录纸上测出第一、第二和第三秒内的呼出气量,并计算它们各占全部呼出气量的百分率。

(4)最大通气量的测定。

1)受试者口衔橡皮嘴,夹住鼻子,记录一段平静呼吸的通气曲线。

2)开动中速鼓(1.67 mm/s),受试者按实验者的口令在 15 秒内尽力做最深最快的呼吸(受试者测试前可预先练习)。根据曲线高度和次数计算 15 秒内的呼出或吸入气总量,再推算出每分钟的最大通气量。

【注意事项】

(1)测试前,受试者可做必要的练习,掌握测试方法。

(2)每一个单项指标测定完后,令受试者平静呼吸几次,然后再测下一个指标。

(3)不同受试者使用吹嘴前,均应对吹嘴进行消毒,做到吹嘴一用一消毒,避免交叉感染。

思考题

比较分析肺活量和时间肺活量的不同,二者在实践中该如何应用?

实验五　听力检查与声波的传导

【目的】

比较声波传入内耳的两种途径,了解检测听力障碍的方法和原理。

【原理】

声波传入内耳有气传导和骨传导两种途径。正常人气传导的效率远优于骨传导。传导性耳聋患者病耳的骨传导效率优于气传导,神经性耳聋患者的病耳气传导和骨传导均减退,故检测气传导和骨传导可以鉴别听力障碍的性质。

【对象】

人。

【器材】

音叉（频率为256 Hz或512 Hz）、棉球、橡皮锤。

【方法和步骤】

1. **比较同侧耳的气传导和骨传导（林纳试验）**

（1）受试者取坐位。实验者敲响音叉后立即将音叉柄置于受试者一侧颞骨乳突部，待受试者刚刚听不到声音时，立即将音叉置于受试者外耳道口，受试者又可重新听到声音。若先将振动的音叉置于受试者外耳道口，听不到声音时再将音叉柄置于受试者颞骨乳突部，受试者仍听不到声音，此为林纳试验阳性（说明正常人气传导时间长于骨传导时间）。

（2）用棉球塞住同侧外耳道，重复上项操作。

2. **比较两耳骨传导（韦伯试验）**

（1）将振动的音叉柄置于受试者额正中发际处，受试者比较两耳所感的声音强度（正常人两耳相同）。

（2）用棉球塞住一侧外耳道，重复上项操作。

【注意事项】

（1）敲音叉时用力不要过猛，切忌以坚硬物敲打音叉。

（2）音叉置于外耳道口时，应使振动方向正对外耳道口，并避免音叉触及耳郭与头发。

（3）室内保持安静。

> **思考题**

1. 气传导和骨传导有何差异？
2. 试说明以林纳试验鉴别传导性耳聋与神经性耳聋的原理。

实验六　视野测定

【目的】

学习视野计的使用方法和视野的检查方法；了解测定视野的意义。

【原理】

视野是单眼固定注视正前方时所能看到的空间范围。视野又称为周边视力，也就是黄斑中央凹以外的视力。视野检查可以了解整个视网膜的感光功能，并有助于判断视觉传导通路及视觉中枢的功能。正常人的视野范围在鼻侧和额侧较窄，在颞侧和下方较宽。在照度相同的情况下，白色视野最大，红色次之，绿色最小。不同颜色视野的大小，不仅与面部结构有关，更主要的是取决于不同感光细胞在视网膜上的分布情况。

【对象】

人。

【器材】

视野计、各色视标、视野图纸、铅笔。

【方法和步骤】

1. 观察视野计的结构并熟悉使用方法

视野计的样式颇多,最常用的是弧形视野计(图 8-4)。弧形视野计有一个安装在支架上的圆弧形金属板,金属板可围绕水平轴旋转360°,旋转的角度可从分度盘上读出。圆弧上有刻度,表示由点射向视网膜周边的光线与视轴之间的夹角。视野界线即以此角度表示。圆弧内面中央装着一个固定的小圆点(作为目标物),小圆点对面的支架上附有可上下移动的托颌架。测定时,受试者的下颌置于托颌架上。托颌架上方附有眼眶托,测定时托在受试者眼眶下方。此外,视野计附有各色视标,在测定各种颜色的视野时使用。

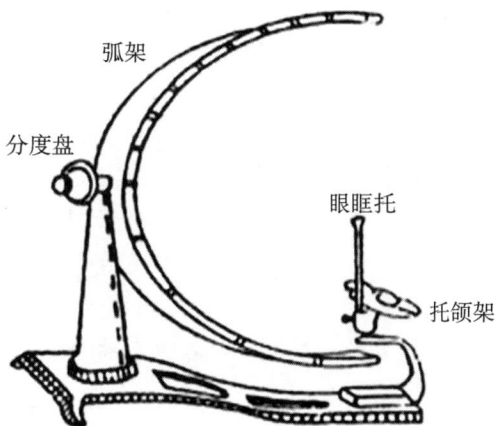

图 8-4 弧形视野计

2. 测试方法 将视野计放在光线充足的桌面上,受试者将下颌放在托颌架上,眼眶下缘靠在眼眶托上,调整托架高度,使眼与弧架的中心点在同一条水平线上。遮住一只眼,另一只眼凝视弧架中央的小圆镜,接受测试。实验者从周边向中央缓慢移动紧贴弧架的白色视标,直至受试者能看到为止。记下此时视标所在部位的弧架上所标的刻度。退回视标重复测试一次,待得出一致的结果后,将结果标在视野图的相应经纬度上。同法测出对侧相应的度数。然后,将弧架一次转动 45°,重复上述测定,共操作 4 次,得出 8 个点,将视野图上 8 个点依次相连,便得出白色视野的范围(图 8-5)。按上述方法分别测出该侧的红色、绿色视野。同法测出另一只眼的白色、红色、绿色视野。

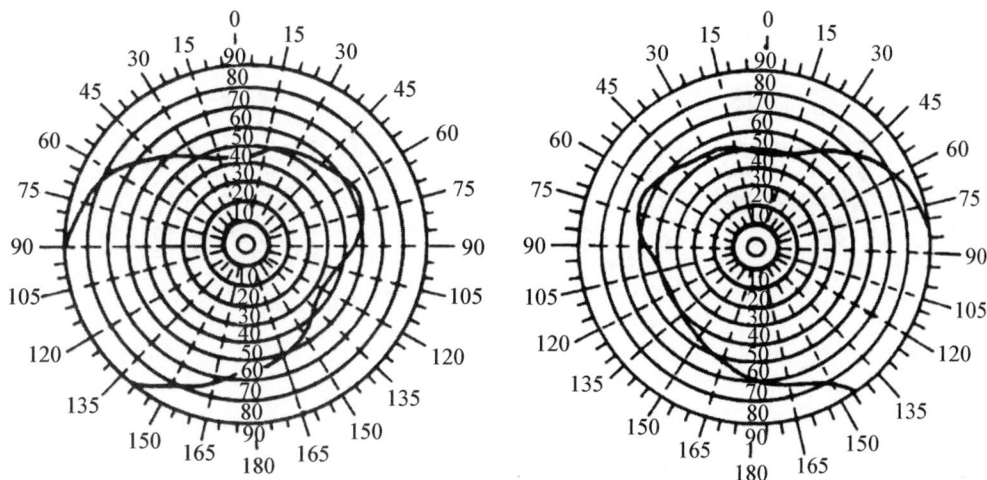

图 8-5 视野图纸

【注意事项】

(1)测试时,要求被测眼一直注视弧架中心固定的小圆镜。

(2)测试视野时,以受试者确实看到视标为准,即测试结果必须客观。

思考题

1. 患者左眼颞侧视野、右眼鼻侧视野发生缺损,请判断其病变可能的发生部位。

2. 夜盲症患者的视野将会发生什么变化?为什么?

3. 视交叉病变时,患者视野将会出现何种改变?为什么?

实验七 视力的测定

【目的】

学习使用视力表测定视力的原理和方法;了解视力测定的意义。

【原理】

视力是指眼辨别物体两点间最小距离的能力,通常以物体两点发出的光线相对于眼之间的夹角,即视角作为衡量指标。当视角为1′时,物体成于视网膜的物像略大于视锥细胞的直径,使其两点的物像分别落在两个视锥细胞上且中间隔着一个未兴奋的视锥细胞,才能被视觉中枢识别为两点,因此,人正常视力可分辨的最小视角约为1′。视力表就是根据视角的原理制定的。目前我国规定视力测定采用对数视力表。当在离视力表5 m的距离上观看该表的第11行时,该行的"E"字每一笔画的宽度或每一笔画之间的距离(相距1.5 mm)发出的光线在眼球恰好形成1′视觉(图8-6),则视力为5.0。如在5 m远的距离上,只能看清第一行字母,则视力为4.0。其计算公式:受试者视力=5-lgα(α为视角)。为了方便使用,在视力表的两旁注有每行字母的视角及相对视力。

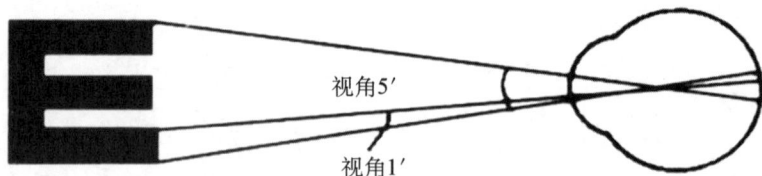

图 8-6 视力表测定原理

【对象】

人。

【器材】

视力表、指示棒、遮眼板、米尺。

【方法和步骤】

(1)将对数视力表挂在光线充足而均匀的墙上,视力表的第11行字母与受试者两眼在同一高度。

（2）受试者站在距离视力表 5 m 处，用遮眼板遮住一只眼，实验者用指示棒从视力表的第一行开始，依次指向各行字母，让受试者说出或用手指出字母的开口方向，直至受试者不能辨别为止，此时即可从视力表上直接读出其视力值。

（3）用同样方法测定另一只眼的视力。

（4）如受试者在 5 m 处不能辨别第一行字母，则令受试者向前移动，直至能辨清第一行字母为止。测量受试者与视力表的距离，再按下列公式计算出视力。

$$受试者视力 = 5 - \lg\alpha = 5 - \lg(D/d)$$

【注意事项】

（1）受试者与视力表的距离应准确。

（2）视力表处的光线应符合要求。

> 思考题

1. 视力检测有何临床意义？
2. 试述近视形成的可能原因。

实验八　瞳孔近反射和瞳孔对光反射

【目的】

直接观察人看近物时和人眼受到强光刺激时瞳孔缩小的现象（瞳孔反射）；了解瞳孔反射的反射途径。

【原理】

瞳孔对光反射是指当强光照射一侧瞳孔时，反射性引起同侧瞳孔缩小（直接对光反射），而且对侧瞳孔也缩小（间接对光反射）。反射途径：强光→视网膜→视神经→外侧膝状体→四叠体顶盖前区→动眼神经缩瞳核→睫状神经节→睫状短神经→瞳孔括约肌→瞳孔缩小。

瞳孔近反射是指当眼看近物时，反射性引起瞳孔缩小。反射途径：近物→视网膜→视神经、视交叉→外侧膝状体→大脑皮质枕叶→额叶中央前回→皮质-中脑束→中脑正中核→缩瞳核→睫状神经节→睫状短神经→瞳孔括约肌→瞳孔缩小。

【对象】

人。

【器材】

手电筒。

【方法和步骤】

1. **瞳孔对光反射**　先观察受试者两眼瞳孔是否为圆形、是否等大（直径为 2～3 mm）。然后在光线较暗处用手电筒直接照射一侧瞳孔，观察瞳孔直径的变化（直接对光反射）。

在鼻梁上用遮光板或用手隔开照射光线,再用手电筒照射一只眼,观察另一只眼瞳孔的变化(间接对光反射)。

2. 瞳孔近反射　令受试者注视正前方远处物体,观察其瞳孔大小。然后,将物体由远处向受试者眼前移动(受试者的眼睛要紧紧盯住物体),在此过程中观察受试者瞳孔大小及视轴的变化。

【注意事项】

检查瞳孔对光反射时,受试者两眼应直视远方,不可注视灯光。

思考题

检查瞳孔对光反射有何临床意义?

实验九　人体脑电图的引导

【目的】

观察正常人清醒时的脑电图,并初步分析其波形特点。

【原理】

大脑皮质的神经元存在持续不断的电活动,这些电活动可以通过自身导体传导至体表。将电极放在头皮特定部位来观察大脑皮质的电活动,记录到的皮质电活动称为脑电图(electroencephalogram,EEG)。脑电图按其频率分为 α 波(8～13 Hz)、β 波(14～30 Hz)、θ 波(4～7 Hz)、δ 波(0.5～3 Hz)。α 波在枕叶区域比较显著,常在清醒、安静、闭目时出现,其波幅时大时小,形成 α 波的梭形。睁开眼睛或接受其他刺激时,α 波立即消失而呈现快波,这一现象称为 α 波阻断。β 波在额叶与顶叶比较显著,是皮质处在紧张活动状态时的主要脑电活动表现。θ 波和 δ 波在正常人脑电图记录中很少见。某些中枢神经系统疾病,如癫痫、皮质占位性病变(肿瘤等)常有特殊的脑电图改变,所以临床上常以此作为这些疾病的辅助诊断方法。

【对象】

人。

【器材】

PowerLab 8S 主机、生物电放大器、电缆线、电极膏、研磨布、一次性贴式电极。

【方法和步骤】

(1)连接主机、生物电放大器和电缆线。

(2)启动计算机,打开 PowerLab 主机电源,在桌面上单击 Chart4 for windows 图标,进入 Chart 应用程序窗口。

(3)受试者舒适地背光坐在椅子上,身体松弛,平静呼吸。用电极膏分别擦拭额叶近发际区头皮、鼻根处和右侧乳突部,以保证导电良好,然后放置一次性贴式电极,再把与生物电放大器相连的电缆线的正极端扣压在额叶电极上,负极端扣压在鼻根处的电极上,接地端扣压在右侧乳突部的电极上。

（4）参数设置。选择采样速度为 1 K/s，显示比例为 20∶1。用鼠标左键单击主菜单的 Setup，选取 Channel settings 选项，在通道设置对话框中对通道数目、名称、幅度范围进行设置。把通道数设置为 1；通道名称为 EEG；Range（幅度范围）设置为 1 mV，按 OK 钮保存设置并退出该对话框。Channel 1(EEG)显示区域显示人体脑电图。用鼠标左键单击通道 1 的功能按钮▼，选取 Bio Amplifier 选项。在 Bio Amplifier 对话框中选取 EEG Mode 和 50 Hz Notch(在其小框中打√)；High Pass 设为 0.3 s；Low Pass 设为 120 Hz。

（5）让受试者放松、闭眼，静坐在椅子上，不思考问题。然后单击 Start/Stop 切换按钮开始记录脑电图。当观察到 α 波节律后，嘱受试者睁开眼睛，同时单击加注工具条的 Add 按钮打上标注，仔细观察有无 α 波阻断现象，如此反复进行多次。

（6）待 α 波节律恢复后，让受试者做简单的心算，观察受试者心算过程中的 α 波阻断现象，在让受试者心算的同时单击加注工具条的 Add 按钮打上标注。

（7）待实验步骤完成后，单击 Start/Stop 切换按钮停止记录，选取满意的脑电图波形，测量并计算脑电图的幅度和频率，再在加注窗口中写入适当的注解。

（8）选取各实验步骤的脑电波，把所需内容按先后顺序分别粘贴在时间轴的末尾。

（9）打印上述粘贴的实验结果。一般如图 8-7。

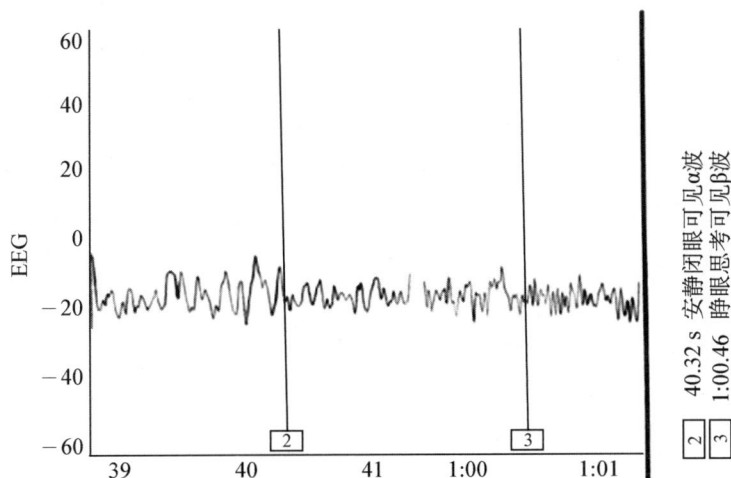

图 8-7　脑电图的 α 波和 β 波

【注意事项】

（1）电极应避开头发，并保证电极导电良好。

（2）受试者头面部应放松，避免头面部肌肉收缩对脑电波的影响。

思考题

什么是 α 波阻断现象？为什么会出现这种现象？

实验十　血型的鉴定

【目的】

掌握血型鉴定的原理,学会 ABO 血型鉴定方法(玻片法)。

【原理】

ABO 血型是根据红细胞有无 A、B 凝集原来确定的。将受试者的红细胞分别加入 A 型血和 B 型血的标准血清中,因前者含抗 B 凝集素,后者含抗 A 凝集素,故根据有无凝集现象即可判定受试者的红细胞含有何种凝集原,从而确定其血型。

【对象】

人。

【药品和器材】

采血针、双凹玻片、滴管、试管、牙签、消毒棉球、蜡笔、75％酒精棉球、生理盐水、抗 A 标准血清(从 B 型血的血清中获得)、抗 B 标准血清(从 A 型血的血清中获得)。

【方法和步骤】

(1)取一块双凹玻片,在其两端分别标注 A、B。

(2)将 1 滴抗 B 标准血清滴入 A 端凹中,将 1 滴抗 A 标准血清滴入 B 端凹中。

(3)消毒手指或耳垂,针刺取 1～2 滴血置于盛有 1 ml 生理盐水的试管中,制成红细胞混悬液。

(4)用滴管吸取红细胞混悬液,向 A 端凹和 B 端凹中各滴入 1 滴。

(5)用牙签的一端轻轻混匀抗 B 标准血清与红细胞混悬液,同样用另一端混匀抗 A 标准血清与红细胞混悬液。10 分钟后用肉眼观察有无凝集现象(凝集者可见不能摇散的团块状物),以判断血型。

【注意事项】

(1)操作中注意不能混淆两种标准血清。

(2)采血时必须严格消毒,以防感染。

> **思考题**

根据血型检测结果说出你是什么血型,原理是什么?

实验十一　出血时间测定

【目的】

掌握出血时间(BT)测定结果的正确解释和评价;了解 BT 测定的原理和方法。

【原理】

BT 是指皮肤被刺破后,血液从毛细血管自行流出到自行停止所需的时间。BT 的长短,主要受血小板数量、功能,以及毛细血管功能的影响,而受凝血因子及其他因素的影响较少。BT 是反映毛细血管功能、血小板数量及功能、纤维蛋白原等有无异常的筛选试验,与上述因素有关的疾病可导致 BT 延长。

【对象】

人。

【器材】

采血针、75％酒精棉球、滤纸、计时表。

【方法和步骤】

(1)用 75％酒精棉球消毒耳垂或指端后,用消毒过的采血针刺入皮肤 2～3 mm,勿施加压力,让血液自然流出,立即计时。

(2)每隔 30 秒用滤纸吸干流出的血液 1 次,并使血迹在滤纸上依次排列,直至血液不再流出为止。

(3)按滤纸上的血滴数计算 BT,正常人 BT 为 1～3 分钟。

【注意事项】

(1)试验前 1 周停止服用抗血小板药物。

(2)采血部位应严格消毒,以防感染;吸血时勿使滤纸接触伤口,以免影响结果的准确性。

> 思考题

1. 出血时间与凝血时间有何不同?

2. 采血时为什么不能挤压伤口?

实验十二 凝血时间测定

【目的】

掌握凝血时间(CT)测定结果的正确解释和评价;了解 CT 测定的原理和方法。

【原理】

血液离体后与玻璃表面接触,凝血因子Ⅻ被异物表面活化,启动凝血系统,在血小板因子及 Ca^{2+} 的参与下,经过一系列反应生成纤维蛋白,血液凝固。血液凝固所需要的时间,即为 CT。严重内源性凝血因子缺陷、血液中有抗凝物质存在、肝素治疗等,可使 CT 延长;血液处于高凝状态时,CT 可缩短。

【对象】

人。

【器材】

采血针、75％酒精棉球、小试管、注射器、计时表、水浴箱、试管架。

【方法和步骤】

1. 准备 取 3 支内径为 8 mm 左右的小试管,排列于试管架上。

2. 取样　抽约 3 ml 静脉血（要求一针见血），当血液进入注射器立即计时。摘下针头，沿管壁缓缓将血液分别注入 3 支试管中，各 1 ml，立即置于 37 ℃水浴箱中。

3. 计时　血液离体 3 分钟后，每隔半分钟倾斜第 1 支试管一次，直至血液不再流动为止。依法观察第 2 支试管，第 2 支试管内的血液凝固后，再观察第 3 支试管，最后以第 3 支试管内的血液停止流动的时间作为 CT。参考值为 4～12 分钟。

【注意事项】

（1）静脉穿刺要求一针见血，将血液注入试管时，应拔下针头，以免血小板和红细胞被破坏，加速血液凝固。

（2）倾斜试管时动作要轻，角度要小。

（3）温度应恒定为 37 ℃。

> 思考题

临床上缺乏凝血因子Ⅶ或凝血因子Ⅷ会对 CT 有何影响？二者的区别是什么？

【附】

方法学评价

CT 测定以前常用玻片法，由于敏感性很差，已被淘汰。试管法分为普通试管法、硅化试管法和活化 CT 法。普通试管法较常用，但灵敏度低。硅化试管法灵敏度高，但需时较长、操作不便，较少应用。活化 CT 法较敏感，但需加入活化剂，终点不易判断。如果改用活化部分凝血活酶时间（APTT）测定，则灵敏度高、可重复性高、易标准化，且可用仪器自动检测。

实验十三　不同功能状态时人体多种生理指标的变化

【目的】

学习人体体温、呼吸、心率和血压的观察与测量方法；分析不同功能状态时人体多种生理指标的变化特点及机制。

【原理】

人体的体温、呼吸、心率和血压等生理指标会随机体的需要而变化。体温一般可通过测量腋温获得，呼吸频率可通过观察单位时间内胸腹起伏次数获得，心率可通过桡动脉搏动计数获得，血压可通过血压计间接测定（依血压计不同可测定上臂动脉血压或手腕部动脉血压）。

【对象】

健康人。

【器材】

体温计、计时工具、血压计、听诊器。

【方法和步骤】

(1)指导学生学习体温、呼吸、心率(脉搏)及血压的测定方法,并统一标准,确立资料收集和统计的方法。

(2)依学生性别分组,确立组长,确定测定日期,组长负责监督本组同学对各指标的测定。测试日期也可安排在周六、周日等。

(3)不同时间与不同功能状态时各指标的测定。分别测量各位同学于清晨空腹(未起床)、10 时、13 时(午餐后)、16 时安静时、16 时运动后(运动至刚出汗立即测定)、19 时和22 时的体温、呼吸、心率和血压,并做好数据记录与整理。

(4)资料整理与统计。

1)每位同学求出自己体温、呼吸、心率、血压 4 个指标的平均值与标准差。

2)组长收集资料,分性别计算全班同学同一时间状态时各指标的平均值与标准差。

3)公布全部数据,每位同学根据数据制表或图,并对可能存在的差异做统计学分析,讨论差异存在的机制。

【注意事项】

测定标准要统一,使所有数据具有齐同性。原始数据记录表格可参考表 8-1。

表 8-1　不同功能状态时人体多种生理指标的变化

功能状态	体温/℃	呼吸/(次/分)	心率/(次/分)	血压/mmHg
清晨				
10 时				
…				
22 时				
平均				

思考题

1. 分析不同性别的生理指标有无差异。

2. 各指标之间的变化有无联系?其内在的机制是什么?

3. 如果某人情绪剧烈波动,生理指标可能发生什么样的变化?

(陈　光　罗心静　潘振宇　汪旭明)